汉竹编著·健康爱家系列

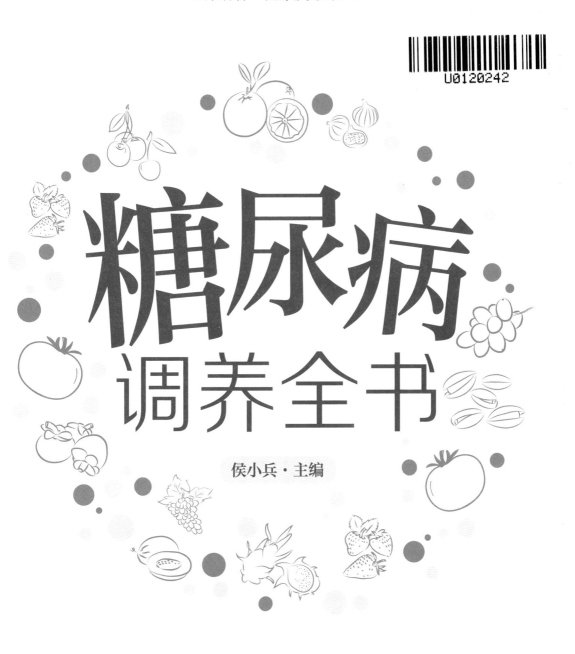

糖尿病
调养全书

侯小兵·主编

江苏凤凰科学技术出版社
全国百佳图书出版单位
——— ·南京· ———

图书在版编目（CIP）数据

糖尿病调养全书 / 侯小兵主编 .— 南京：江苏凤凰科学技术
出版社，2022.4
（汉竹·健康爱家系列）
ISBN 978-7-5713-2178-9

Ⅰ.①糖… Ⅱ.①侯… Ⅲ.①糖尿病－防治 Ⅳ.① R587.1

中国版本图书馆 CIP 数据核字 (2021) 第 157250 号

中国健康生活图书实力品牌

糖尿病调养全书

主　　　编	侯小兵	
编　　　著	汉　竹	
责 任 编 辑	刘玉锋	
特 邀 编 辑	张　瑜　仇　双	
责 任 校 对	仲　敏	
责 任 监 制	刘文洋	

出 版 发 行	江苏凤凰科学技术出版社
出版社地址	南京市湖南路 1 号 A 楼，邮编：210009
出版社网址	http://www.pspress.cn
印　　　刷	南京新世纪联盟印务有限公司

开　　　本	720 mm×1 000 mm　1/16
印　　　张	11
字　　　数	220 000
版　　　次	2022 年 4 月第 1 版
印　　　次	2022 年 4 月第 1 次印刷

标 准 书 号	ISBN 978-7-5713-2178-9
定　　　价	39.80 元

图书如有印装质量问题，可向我社印务部调换。

导读

在许多糖尿病患者的印象中，得了糖尿病就意味着要一直忌口，要与美食说"再见"，甚至都不能吃饱。因此，从某种程度上来说，一本能让糖尿病患者吃好又能轻松控糖的书是糖尿病患者所需要的。

本书从糖尿病的基础知识出发，先让大家对糖尿病有一个清晰而正确的认知，再结合药物治疗、饮食疗法、运动疗法、经络穴位疗法等，给糖尿病患者一个切实可行的调养方案。

本书中专家为您配餐，帮您算出了每一道菜的总热量，省去了您自己测算营养成分的繁琐程序，而且简单易懂，一目了然，老人也能看得懂。本书让患有糖尿病的朋友知道，其实很多食物糖尿病患者都可以吃，而不是盲目地忌口；糖尿病患者也可以美味与健康兼得，科学的饮食才是保持健康的基础。

目录

第一章

认识糖尿病

什么是血糖 2

血糖从哪里来 2

血糖到哪里去 3

血糖波动有范围 3

胰岛、胰岛素与血糖 4

胰岛素从哪里来 4

胰岛素是重要的降糖激素 4

胰岛素缺乏可引起糖尿病 5

保护好胰岛功能 5

什么是糖尿病 6

1 型糖尿病 6

2 型糖尿病 6

妊娠糖尿病 7

特殊类型糖尿病 7

糖尿病的发病原因 8

遗传因素与糖尿病 8

生活因素与 2 型糖尿病 9

糖尿病的表现 10

糖尿病的典型表现 10

糖尿病的非典型表现 11

糖尿病可防可控 12

糖尿病可以治愈吗 12

糖尿病能够预防吗 12

被确诊为糖尿病，该怎么办 13

糖尿病可怕吗 13

如何自我管理糖尿病 ... 14

药物治疗 14

血糖监测 14

饮食疗法 15

运动疗法 15

糖尿病健康教育 15

经络穴位疗法 15

第二章

日常监测与药物治疗

自我血糖监测 18

监测血糖的意义 18

如何进行自我血糖监测 19

如何确保自测血糖的准确性 19

怎样购买血糖仪 20

什么时间测血糖最准确 20

餐后血糖如何控制 20

空腹血糖和餐后血糖，应该听谁的 21

警惕糖尿病患者中的低血糖 21

药物治疗 22

量体裁衣，个体化治疗 22

多面出击，早期联合用药 22

规律用药，忌突然停药 23

药物治疗的最佳时间 23

预防药物引发的低血糖 23

非胰岛素类常用药物 24

双胍类药物 24

格列奈类药物 24

噻唑烷二酮类药物 24

磺脲类药物 25

α - 葡萄糖苷酶抑制剂 25

二肽基肽酶 -4 抑制剂 25

胰岛素类药物 26

按效用特点分类 26

按作用时间分类 27

使用胰岛素的注意事项 28

第三章

饮食调理，控制血糖

饮食疗法是控制血糖的关键 32

什么是饮食疗法 32

糖尿病患者饮食管理 32

饮食疗法伴随一生 33

饮食疗法的目的 33

少吃就能降血糖吗 33

饮食疗法四大原则 34

控制总热量 34

平衡膳食，饮食多样化 34

饮食结构合理 35

少吃多餐 35

影响降糖的饮食细节 36

餐次安排 36

吃饭顺序 36

烹调方法 37

限盐，限酒，戒烟 37

常见饮食疑问 38

糖尿病患者能喝粥吗 38

糖尿病患者能吃零食吗 38

无糖产品能随意吃吗 38

糖尿病患者一定不能吃甜味食品吗 39

糖尿病患者能吃甜味剂吗 39

饮食上要掌握好量 40

学会用食物热量换算表 40

膳食手测量法 42

食物选择 44

谷豆类 44

蔬菜类 46

水果类 50

肉蛋类、水产类 52

坚果类、油脂类 54

药食同源 56

主食 58

凉拌荞麦面 58

燕麦面条 58

小米贴饼 59

西葫芦饼 59

黑米面馒头 60

大碗烩莜面 61

西红柿面疙瘩汤 62

菠菜三文鱼饺子 63

炒莜面鱼儿 64

裙带菜土豆饼 65

红小豆糙米饭 66

全麦饭 66

葱香莜麦面 67

玉米面发糕...................67

玉米面窝头...................68

豆腐馅饼.....................69

杂粮饭.......................69

热菜 **70**

醋熘白菜.....................70

莴笋炒山药...................70

黄花菜炒黄瓜.................71

白灼芥蓝.....................71

香菇烧竹笋...................72

蒜蓉空心菜...................72

苦瓜炒胡萝卜.................73

炒二冬.......................73

鲫鱼炖豆腐...................74

山药枸杞子煲苦瓜.............75

香菇炒芹菜...................76

双耳炒黄瓜...................76

彩椒炒玉米...................77

平菇炒莴笋...................77

香菇炒青菜...................78

双菇豆腐.....................78

平菇炒鸡蛋...................79

圆白菜炒青椒.................79

麻婆猴头菇...................80

魔芋鸭.......................81

香煎西红柿...................82

西洋参山楂炖乌鸡.............83

地黄麦冬煮鸭.................84

青椒炒鳝段...................85

炖五香黄豆...................86

蒜蓉炒生菜...................86

何首乌炖海参.................87

香烤带鱼.....................87

萝卜炖牛腩...................88

西红柿三文鱼.................89

排骨炖冬瓜...................90

菠萝煎豆腐...................90

西红柿豆角炒牛肉.............91

冬瓜虾仁.....................91

鸡丝炒豇豆...................92

芦笋南瓜条...................92

翡翠鲤鱼.....................93

苹果炖鱼.....................94

芡实炖鸭肉...................95

太极蓝花.....................96

鲜橙一碗香...................97

魔芋烧笋丝...................98

蒜薹炒肉丝...................98

青椒炒肉片...................99

鸡肉扒油菜...................99

凉菜 ⋯⋯⋯⋯ 100

凉拌紫甘蓝 ⋯⋯⋯⋯ 100

蒜姜拌菠菜 ⋯⋯⋯⋯ 100

芹菜拌腐竹 ⋯⋯⋯⋯ 101

西芹百合 ⋯⋯⋯⋯ 101

姜汁豇豆 ⋯⋯⋯⋯ 102

土豆拌海带丝 ⋯⋯⋯⋯ 102

豆腐干拌白菜 ⋯⋯⋯⋯ 103

蒜泥茄子 ⋯⋯⋯⋯ 103

山楂汁拌黄瓜 ⋯⋯⋯⋯ 104

秋梨三丝 ⋯⋯⋯⋯ 105

凉拌马齿苋 ⋯⋯⋯⋯ 106

百合拌芦笋 ⋯⋯⋯⋯ 106

海蜇皮拌金针菇 ⋯⋯⋯⋯ 107

香葱拌豆腐 ⋯⋯⋯⋯ 107

汤饮 ⋯⋯⋯⋯ 108

桔梗冬瓜汤 ⋯⋯⋯⋯ 108

南瓜瘦肉汤 ⋯⋯⋯⋯ 108

萝卜牛肉汤 ⋯⋯⋯⋯ 109

瓜皮绿豆汤 ⋯⋯⋯⋯ 109

牛奶牡蛎煲 ⋯⋯⋯⋯ 110

木瓜银耳汤 ⋯⋯⋯⋯ 110

山楂金银花饮 ⋯⋯⋯⋯ 111

三豆饮 ⋯⋯⋯⋯ 111

冬瓜荷叶薏米汤 ⋯⋯⋯⋯ 112

樱桃西米露 ⋯⋯⋯⋯ 112

玉米须蚌肉汤 ⋯⋯⋯⋯ 113

银耳苹果羹 ⋯⋯⋯⋯ 114

红小豆玉米须汤 ⋯⋯⋯⋯ 114

南瓜绿豆汤 ⋯⋯⋯⋯ 115

白菜胡萝卜汤 ⋯⋯⋯⋯ 115

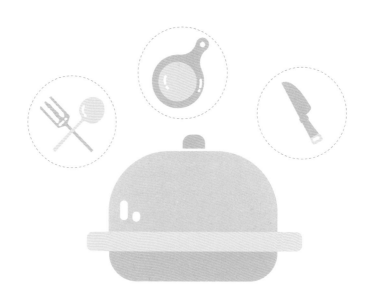

第四章

选择合适的运动

运动不可轻视 ……… 118

运动对糖尿病的好处 …………… 118

所有运动都可以降糖吗 …………… 118

哪些运动适宜糖尿病患者 …………… 119

如何评价运动效果 …………………… 119

糖尿病患者该如何运动 ……… 120

运动强度 ………………………………… 120

运动量 …………………………………… 121

运动时间和运动频率 ………………… 121

影响运动效果的注意事项 ……… 122

初次锻炼者宜选择全身性运动 …… 122

运动前准备工作要做好 ……………… 122

运动环境的选择 ……………………… 123

糖尿病患者运动禁忌情况 …………… 123

运动要跟着用药时间走 ……………… 124

什么情况下不适合进行运动 ……… 124

运动时的加餐方法 …………………… 125

简单有效的有氧运动 …… 126

散步 ……………………………………… 126

慢跑 ……………………………………… 126

游泳 ……………………………………… 127

跳舞 ……………………………………… 127

降糖操 ………………………………… 128

五禽戏 ………………………………… 131

太极拳 ………………………………… 136

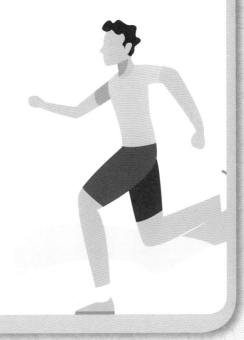

第五章

经络穴位疗法，缓解不适

刺激经络穴位，防治糖尿病 ……………… 140

什么是经络 …………………… 140

什么是穴位 …………………… 140

刺激经络穴位，治疗糖尿病 ………… 141

经络穴位疗法适合哪类糖尿病 ……… 141

控糖、降糖常用穴位 ……………… 142

三阴交穴 …………………… 142

足三里穴 …………………… 142

地机穴 …………………… 143

然谷穴 …………………… 143

足底胰腺反射区 ……………… 143

曲池穴 …………………… 144

手部胰反射区 ………………… 144

耳部内分泌反射区 ……………… 145

耳部胰胆反射区 ……………… 145

肝俞穴 …………………… 146

脾俞穴 …………………… 146

三焦俞穴 …………………… 146

神阙穴 …………………… 147

中脘穴 …………………… 147

三焦经 …………………… 147

对症治疗加减穴位 ……… 148

多饮、烦渴、口干 ……………… 148

多食、易饥饿 ………………… 149

多尿 …………………… 149

防治常见并发症穴位 ……………… 150

心、脑血管损伤 ……………… 150

肾损害 …………………… 150

视网膜病变 ………………… 151

神经损害 …………………… 151

足病变 …………………… 151

第六章

这样做，预防并发症

糖尿病并发症..............154

常见的糖尿病并发症..............154

控制好血糖就能防止糖尿病
并发症吗..............154

遗传差异导致并发症发生
概率不同..............155

并发症可能潜伏已久，但自己
并不知道..............155

糖尿病急性并发症......156

糖尿病急性并发症有哪些..............156

糖尿病慢性并发症......157

糖尿病慢性并发症有哪些..............157

并发症的危险信号......158

**预防并发症要做哪些
检查**..............159

**如何预防各种糖尿病
并发症**..............160

预防高血压..............160

预防冠心病..............160

预防肾病..............161

预防脑血管病..............161

预防高脂血症..............161

预防骨质疏松..............162

谨防神经病变..............163

预防糖尿病足..............164

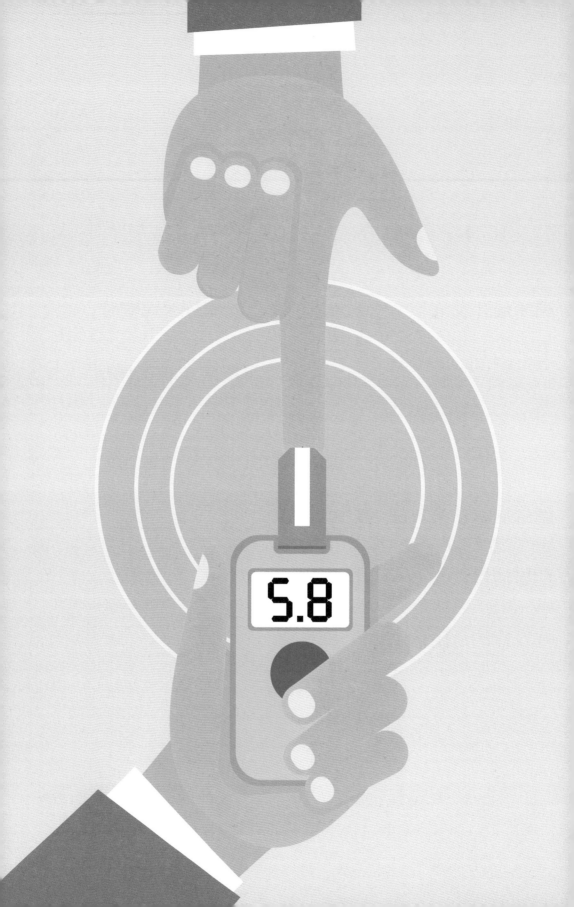

第一章

认识糖尿病

许多糖尿病患者认为糖尿病就是血液里面的糖含量高了，所以只要不吃糖就行。但对什么是血糖、胰岛素与血糖有什么关系、糖尿病的发病原因等，完全不了解。本章介绍了糖尿病的基础知识，帮助糖尿病患者了解糖尿病基础知识，从而更好地了解病情，控制病情，合理安排饮食、用药和运动。

什么是血糖

人体有三大供能营养物质：碳水化合物（糖类）、脂肪和蛋白质，人体所需能量大部分是由碳水化合物提供。碳水化合物包括单糖、双糖、多糖等，那是不是只要存在于血液中的糖就是血糖呢？其实，只有存在于血液中的葡萄糖才能称为血糖，葡萄糖属于单糖类。

血糖从哪里来

血糖有三个主要来源：第一，食物中的碳水化合物（也就是食物中的糖类）。食物中的碳水化合物通过胃肠道的消化分解转化为葡萄糖。这些葡萄糖被吸收进血液便成为血糖，这是血糖尤其是餐后血糖的主要来源。第二，肝糖原。糖原是机体能量储备的形式，糖原主要储存在人体的肝脏和肌肉中（肌糖原分解为肌肉自身收缩供给能量）。当人体处于空腹状态时，由于没有了食物的能量供应，人体只能动用自身的能量储备来为机体提供能量。此时，肝糖原会分解成葡萄糖进入血液，变成血糖，来为人体提供能量，同时保持人体血糖浓度的稳定。第三，食物中的蛋白质和脂肪。蛋白质和脂肪也可以为机体提供能量，当血糖浓度偏低的时候，食物中的这些非糖物质还可以通过糖异生过程转变成葡萄糖。

血糖

有三个主要**来源**和三条主要**去路**。

问：为什么血糖会升高？平时空腹血糖值正常，早餐后2小时血糖值也正常，为什么一到中午、晚上餐后2小时血糖值就升高呢？导致血糖值升高的原因有哪些呢？

血糖到哪里去

血糖有三条主要去路：第一，氧化分解，为全身各组织、器官提供能量，满足人体生命活动的需要。第二，进入肝脏，变成肝糖原储存起来；或进入肌肉细胞，变成肌糖原储存起来。第三，转变为脂肪储存起来，或者转化为细胞的组成部分。

侯大夫小贴士

血糖波动有范围

一天之中，人体内的血糖浓度并非一成不变，但对正常人来说，无论在空腹还是在餐后都变化不大，能够稳定在一定的范围内。这是因为人体内有一套精密的血糖调控系统，以激素调节为主，神经调节为辅，可以使人体内的血糖浓度保持相对稳定。血糖是机体活动主要的能量来源，每个人的血液中都有一定浓度的葡萄糖，必须保持在一定的浓度水平，机体活动才能保持正常。

答：血糖的转换过程受一系列内分泌激素的调控，任何一个环节发生变化，如血糖的来源过多、去路减少，或调节糖代谢的激素变化，都有可能导致人体血糖值升高。

胰岛、胰岛素与血糖

人体内血糖的产生和利用，受胰岛素和胰高血糖素等激素的调节。胰岛素由胰岛 β 细胞分泌，一方面能促进血糖合成糖原，加速血糖的氧化分解，并促进血糖转变成脂肪等非糖物质；另一方面又能抑制肝糖原的分解和非糖物质转化为葡萄糖。通过这两方面的作用，使血糖含量降低。胰高血糖素主要作用于肝脏，促进肝糖原分解进入血液，促进脂肪酸和氨基酸等非糖物质转化成葡萄糖，使血糖含量升高。机体的血糖含量主要是在这两种激素的协调作用下维持相对稳定的状态。

胰岛素从哪里来

在人体腹部，胃的后下方，有一长条形的器官，称为胰腺。胰腺中有上百万个像小岛一样的细胞群叫胰岛。胰岛由多个功能不同的细胞组成，其中占比最多的是胰岛 β 细胞，可以降血糖的胰岛素就是这种细胞分泌出来的。

胰岛 β 细胞是人体内唯一能分泌胰岛素的细胞，堪称身体里的胰岛素"加工厂"，能在适当的时间生产出适量的胰岛素。当胰岛 β 细胞感知到血糖升高时，便开始分泌胰岛素进入血液循环，以保持血糖浓度的正常。当胰岛 β 细胞功能受损，胰岛素分泌绝对或者相对不足时，血糖就会超出正常值范围，严重的就会发生糖尿病。

胰岛素是重要的降糖激素

胰岛素是维持体内血糖平衡的重要激素，其主要功能是调节机体的糖代谢，把葡萄糖从血液中运送到身体需要的部位，促进全身组织对糖的摄取、储存和利用，以降低血糖。

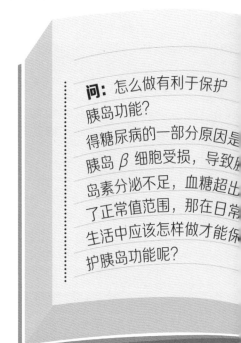

问： 怎么做有利于保护胰岛功能？

得糖尿病的一部分原因是胰岛 β 细胞受损，导致胰岛素分泌不足，血糖超出了正常值范围，那在日常生活中应该怎样做才能保护胰岛功能呢？

胰岛素缺乏可引起糖尿病

胰岛素似一把"钥匙"，能打开组织细胞膜的大门，让葡萄糖进入细胞，一方面使血糖水平恢复正常，另一方面可以为细胞提供葡萄糖作为细胞氧化产能的原料。如果胰岛素分泌不足，不论是绝对缺乏还是相对不足，葡萄糖都不能正常进入细胞内代谢，而是滞留在血液中，可导致血糖升高，甚至引起糖尿病。

侯大夫小贴士

保护好胰岛功能

胰岛素对血糖的调节是十分重要的。人体内胰岛素数量的多少、质量的好坏与我们常听到的胰岛功能有关。胰岛功能是指胰岛能分泌胰岛素与胰高血糖素等激素的功能。胰岛功能受损会影响机体血糖调节，比如胰岛素抵抗易导致代谢综合征和2型糖尿病。并且，随着年龄的增长，胰岛功能也会慢慢衰竭，所以要好好呵护胰岛功能。

答： 保护胰岛功能，宜早不宜迟，否则胰岛功能越差，血糖控制就越糟糕，血糖控制越糟糕，胰岛功能越差，这样容易形成恶性循环。随着年龄增长、病程迁延，胰岛 β 细胞会越来越不堪重负，这座独一无二的"岛"就会慢慢消失，无法再回来了。平时生活中，需要好好吃饭，注意进餐方法。先吃蔬菜，再吃肉，最后吃主食。同时，要细嚼慢咽，这样不仅利于血糖长期控制，还能减少餐后胰岛素不恰当分泌，减轻胰岛负担。

什么是糖尿病

糖尿病是胰岛素分泌缺陷或胰岛素作用障碍导致的以慢性高血糖为特征的代谢性疾病。通俗地说，糖尿病就是人体内唯一能够直接降低血糖的激素——胰岛素分泌不足，或者虽然胰岛素的分泌量足够但不能正常发挥作用而引起的疾病，以血糖升高为主要表现，并伴随蛋白质、脂肪、水和电解质等的代谢紊乱。常见的糖尿病类型有以下几种。

1 型糖尿病

1 型糖尿病主要是由于胰岛 β 细胞受到破坏，不能合成胰岛素，导致胰岛素绝对缺乏造成的。1 型糖尿病患者的发病年龄多在儿童或青少年时期，当然也可以发生在其他年龄段。1 型糖尿病通常发病很急，症状比较重，会出现严重的"三多一少"症状，而且容易发生酮症酸中毒。由于胰岛素分泌绝对不足，所以 1 型糖尿病患者需要终身使用胰岛素治疗。

2 型糖尿病

2 型糖尿病是在遗传因素和环境因素的共同作用下，引起胰岛素抵抗或胰岛素分泌不足，血液中的葡萄糖不能被身体吸收，造成血糖升高，从而引发的糖尿病。2 型糖尿病患者的发病年龄大多在 40 岁以上，多数患者体重超重或肥胖。2 型糖尿病起病比较缓慢、隐匿，在发病初期一般不需要使用胰岛素治疗，多数患者在控制饮食、运动调理及口服降糖药后可稳定控制血糖。随着疾病的进展，胰岛 β 细胞功能逐渐衰竭，口服降糖药控制血糖不理想，或者出现了严重的并发症，此时，就需要使用胰岛素治疗。

4 种

糖尿病类型: **1 型**糖尿病、**2 型**糖尿病、**特殊类型**糖尿病和**妊娠**糖尿病。

妊娠糖尿病

世界卫生组织规定，在女子妊娠24~28周时，需做口服100克葡萄糖耐量测试，测出空腹以及餐后1小时、2小时和3小时的血糖浓度。若空腹血糖≥5.1毫摩尔/升，餐后1小时血糖≥10.0毫摩尔/升，餐后2小时血糖≥8.5毫摩尔/升，只要符合其中1项，就可诊断为妊娠糖尿病。这里需要说明的是，在糖尿病诊断确立之后的妊娠者为糖尿病合并妊娠，不属于妊娠糖尿病。

明显肥胖、有糖尿病家族史或有过妊娠糖尿病病史的孕妇，应及时检测血糖，如未发现妊娠糖尿病，应在妊娠24~28周再进行诊断性口服葡萄糖耐量试验，以明确是否存在妊娠糖尿病。正常孕妇也应在妊娠24~28周时进行妊娠糖尿病筛查。一旦确定妊娠糖尿病，应严格控制血糖，必要时加用胰岛素，以保证孕妇的健康和胎儿的正常发育。

特殊类型糖尿病

特殊类型糖尿病是指除了1型糖尿病、2型糖尿病以及妊娠糖尿病相关原因以外，其他类型的疾病导致的糖尿病的统称，包括一大类病因比较明确的糖尿病或继发性糖尿病。这些病因主要有胰岛素作用的遗传缺陷、胰腺病变，如胰腺炎等；内分泌疾病，如库欣综合征、嗜铬细胞瘤等；免疫介导的罕见类型，如僵人综合征等；感染，如先天性风疹、巨细胞病毒感染等；胰岛 β 细胞功能的遗传缺陷，如线粒体基因突变糖尿病；应用某些药物，如糖皮质激素、甲状腺激素、噻嗪类利尿药、α 干扰素等；以及伴糖尿病的其他遗传综合征，如唐氏综合征、强直性肌营养不良等。

不管是哪种类型的糖尿病患者，都应积极关注自己身体的异样感受，如出现胃肠功能紊乱、视力下降等现象，应定期查血糖，发现血糖异常时，要及时去医院进行检查。

糖尿病的发病原因

糖尿病可以分为 1 型糖尿病、2 型糖尿病、妊娠糖尿病和其他特殊类型糖尿病 4 种类型。不同类型糖尿病的病因虽然各不相同，但概括起来，都与遗传和生活两大因素密切相关。

遗传因素与糖尿病

糖尿病的发生与遗传因素密切相关，特别是 2 型糖尿病有明显的遗传倾向，具有家族聚集性。在一个家族中，糖尿病患者越多，其他成员患糖尿病的风险就越高。虽然遗传因素与糖尿病的发生有着比较密切的关系，但只是说有糖尿病家族史的人得糖尿病的概率比没有糖尿病家族史的人要大一些，而不一定都会患糖尿病。有的家族中虽然没有糖尿病病史，但也会出现糖尿病患者。

糖尿病存在家族发病倾向，1/4~1/2 的糖尿病患者有糖尿病家族史。研究发现，父母都有糖尿病，其子女患糖尿病的概率是普通人的 15~20 倍。1 型或 2 型糖尿病均存在明显的遗传异质性。

糖尿病虽然不属于遗传病，但是它会把糖尿病的易感性遗传给下一代，也就是说如果父母双方一旦生活方式不健康，比如暴饮暴食，吃饭以后不活动，造成了能量过剩，体重增长，因此患了糖尿病，而子女这一代如果延续父母的生活方式，也容易出现这种肥胖引起的糖尿病，所以子女也要严格控制饮食，多运动。

2种

发病因素：**遗传**因素与 **生活**因素。

饮食不合理。很多人存在暴饮暴食的饮食习惯，容易引起营养过剩，导致身体肥胖，同时也增加了患糖尿病的风险。此外，随着进食各种各样含糖食品，也增加了胰岛 β 细胞的负担，增加了 2 型糖尿病的发病风险。

缺乏运动。缺乏体育锻炼的人或从事轻体力劳动的人，患 2 型糖尿病的概率要高于从事中体力劳动或重体力劳动的人。因为劳动和运动不但可以降低血糖、血脂，还能够改善胰岛素抵抗。

长期吸烟。吸烟量越大、时间越长，患 2 型糖尿病的风险就越高。吸烟可能导致胰岛素抵抗的发生。吸烟也可增强交感神经系统活性，导致升糖激素释放增多，对抗胰岛素的作用，从而使血糖升高。吸烟还可以使胰岛素介导的葡萄糖摄取和利用效率降低。

生活因素与 2 型糖尿病

情绪因素。糖尿病的发生与精神刺激及不良的情绪关系密切，当人处在紧张、焦虑等不良情绪中时，交感神经会兴奋，同时抑制胰岛素的分泌，容易患糖尿病。其次，长期处于紧张、焦虑的状态，体内的一些应激性激素的水平会升高，从而使胰岛素降血糖的作用下降。

肥胖。肥胖是产生代谢综合征的温床，常与糖尿病如影随形。肥胖者体内存在着胰岛素抵抗，易引起炎症反应、氧化应激损伤等，会直接损伤胰岛 β 细胞，造成胰岛素的合成和分泌出现问题。

年龄因素。老年人胰岛 β 细胞数量逐渐减少，随之造成胰岛素的合成与分泌减少，血糖因而也容易居高不下。老年人各项机能下降，若再不注重日常保健，很容易患上糖尿病。

糖尿病的表现

糖尿病的典型症状为"三多一少"以及皮肤感染、身体乏力、视力变化等临床表现，但很多早期患者常常没有任何症状或者症状较轻。随着疾病的发展，糖尿病患者会逐渐出现多系统损伤，并出现与并发症相关的临床症状。糖尿病的表现可以分为典型临床表现和非典型临床表现。

多饮。糖尿病患者血糖高，血液处于高渗透压状态，于是就会吸收组织细胞内的水分，以达到血液和组织间液的渗透平衡，这会使组织细胞缺水；另一方面，多尿也会造成细胞脱水，促使患者大量饮水。

多食。糖尿病患者经常每天吃五六顿饭还总觉得饿。主要是因为糖尿病患者的血糖不能被有效地利用，血液中的葡萄糖无法进入组织细胞，从而导致机体能量不足，而患者只能靠多吃东西来缓解饥饿感。

糖尿病的典型表现

多尿。糖尿病患者每天的尿量可以达到3000~5000毫升。这是因为糖尿病患者的血糖高，血糖从肾小球滤出后不能完全被肾小管重吸收，从而造成渗透性利尿。糖尿病患者血糖越高，尿量就越多。

体重减少。糖尿病患者虽然吃得多，但因为不能有效利用葡萄糖，所以机体总是处于能量不足的状态，需要靠分解体内储存的脂肪和蛋白质来提供能量，长此以往，体重自然会下降。

疲乏无力。糖尿病患者体内缺乏胰岛素或者存在胰岛素抵抗，血糖不能顺利地进入细胞，使得细胞缺乏能量，从而感觉身体疲乏无力。

容易感染。糖尿病患者免疫功能差，抵抗力低下，容易出现皮肤疖肿、呼吸系统和泌尿系统的各种炎症，而且治疗起来比较困难。

皮肤感觉异常。这是由糖尿病神经系统并发症引起的，主要表现为四肢末梢部位皮肤感觉异常，如蚁行感（总感觉有蚂蚁在皮肤上爬）、针刺感、麻木、瘙痒等，女性常以外阴瘙痒为主要症状。

糖尿病的非典型表现

视力障碍。糖尿病可以引起眼部并发症，通常表现为视力减退、眼前有黑影，严重的甚至会出现失明。

性功能障碍。糖尿病造成的血管病变、神经病变以及心理障碍等，可引发男性阳痿、女性性冷淡及月经失调等性功能障碍。

手部挛缩。糖尿病血管病变还可以导致手掌不能伸平，严重者手指向手掌侧拘缩。

下肢水肿。由于机体缺乏能量，蛋白质被异常分解，因而机体容易出现低蛋白性水肿。这种水肿容易出现在身体的低垂部位，例如脚或小腿。

排尿困难。部分糖尿病患者排尿意识弱，排尿间隔时间长，排尿困难，膀胱内剩余尿液多，膀胱扩张。严重者可出现尿路感染、尿液逆流、肾衰竭等并发症。

糖尿病可防可控

目前，糖尿病仍然是一种病因不十分明确的疾病，可能的病因很多，也很复杂，还不能根治。但是，现在医学中糖尿病的治疗方法能很好地控制病情，并延缓糖尿病及其并发症的进展，患者可以维持正常的生活。患者要有丰富的自我保健知识，以积极乐观的心态面对糖尿病。

糖尿病可以治愈吗

糖尿病会引发多种并发症，包括心血管疾病、肾脏疾病、视网膜病变等。这些疾病不仅会导致糖尿病患者较高的致残率和致死率，也会给社会、家庭及个人带来沉重的经济负担。目前，人类对糖尿病的病因和发病机制还不完全清楚，所以至今糖尿病尚无法根治。不过，只要患者积极治疗，注重日常管理，可以维持正常的生活。

糖尿病能够预防吗

糖尿病是一种非传染性疾病，其发生虽有一定的遗传因素，但起关键作用的还是后天的生活因素。健康人想要预防糖尿病一定要定期监测血糖，一旦发现有糖尿病的蛛丝马迹，如皮肤感觉异常、多尿、白内障、性功能减退等，就要提高警惕。在日常生活中做到"管住嘴，迈开腿，保持健康体重"，才能有效预防糖尿病。

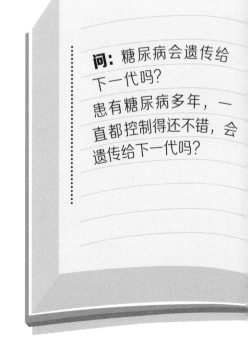

问： 糖尿病会遗传给下一代吗？

患有糖尿病多年，一直都控制得还不错，会遗传给下一代吗？

情绪

波动可影响血糖，所以要保持**良好的情绪**，以免造成血糖波动。

被确诊为糖尿病，该怎么办

第一，评估病情，做到心中有数。被确诊患糖尿病后，首先要进行病情评估，尤其是对于并发症的评估。糖尿病绝不只是单纯的高血糖，而是一种包含多种危险因素的复杂疾病。因此，发现患糖尿病后，应进行病情严重程度的评估和发展风险的预测，在以后病情的防治中，才可以做到心中有数。第二，及早治疗，多管齐下。糖尿病的治疗可比作是一辆 5 匹马拉的车，而拉车的 5 匹马分别是教育与心理治疗、饮食治疗、运动治疗、药物治疗和糖尿病病情监测。只有各方面协同配合，才能取得良好的效果。更重要的是要及早介入治疗，以便控制得当，减少并发症的发生。

侯大夫小贴士

糖尿病可怕吗

患糖尿病并不可怕，尽早进行正规治疗对于改善糖尿病非常重要。良好的心态加上积极主动地参与治疗，糖尿病患者也可以和健康人一样快乐地生活。

答：1 型糖尿病有家族性发病的特点，如果父母患有糖尿病，那么与无此家族史的人相比，后代更易患上此病。2 型糖尿病目前被认为有多种发病因素，遗传只是其中之一。因此，即使父母双方均有糖尿病，子女也并非一定会患糖尿病。糖尿病不是遗传病，其子女最终是否患糖尿病，并非完全由遗传因素决定，还有很多其他因素，比如运动少、营养过剩、生活压力增大等。但是，糖尿病患者的子女较非糖尿病患者的子女更易患糖尿病。因此，想要避免子女患上糖尿病，就要让其养成良好的日常生活习惯。

如何自我管理糖尿病

如果已经患糖尿病，我们需要做的就是控制好血糖。控制血糖并不是每天按时监测、吃药就可以了，它需要在多个战场同时作战。目前控制血糖需要关注 5 个方面，分别为：药物治疗、血糖监测、饮食疗法、运动疗法和糖尿病健康教育。

药物治疗

合理用药是控制糖尿病的主要手段。糖尿病的治疗药物主要包括胰岛素及其类似物、口服降糖药和 GLP-1 类似物[1]（拟似物）。药物的使用一定要在专业医生的指导下进行。目前还没有一种药物能够完全根治糖尿病，所以治疗糖尿病并没有最好的药，只有适合的药。所谓适合的药，就是对这个患者的治疗有效。因为糖尿病是终身性的疾病，所以还要同时考虑患者的经济问题等多种因素。治疗糖尿病，需要因人施治、个体化治疗、防治结合且综合达标。

5个

方面控制糖尿病：**药物**治疗、血糖**监测**、**饮食**疗法、**运动**疗法、糖尿病**健康教育**。

血糖监测

血糖监测是对治疗效果的评价，经常观察和记录血糖水平，系统监测病情，可以为制订合理的治疗方案提供依据。

糖尿病患者的饮食与血糖值密切相关，餐前与餐后的血糖监测结果是检验药物和饮食控制效果的黄金指标。

由于食物具有多样性，且每一种食物都有较多的烹饪方式，所以，现实生活中很难按部就班地依照一个标准来进行饮食，这样就给血糖控制带来极大的困扰。糖尿病的控制在很大程度上需要依靠患者自己。在进行糖尿病饮食治疗的同时，必须配合血糖的监测来保证饮食控制的有效性。

同时，血糖监测还可以帮助患者摸索出适合自己的饮食管理方案，让患者在安全自信的氛围中充分享受美食带来的乐趣。

通过血糖的自我监测，患者还可以及时准确地了解自己的血糖变化，寻找适合自己的食物种类，从而调整食物的摄入量、种类及用药的时间等。此外，将自己的血糖变化控制在相对安全的范围内，是远离糖尿病并发症的重要方法。

注[1]：GLP-1 类似物是指胰高血糖素肽 -1，是一种主要由肠道 L 细胞所产生的激素，是一种新型降糖药。

饮食疗法

饮食疗法是预防和治疗各种类型糖尿病的基础。是否把饮食控制做到位，是检验患者对糖尿病知识掌握程度的重要标志，也是关乎到糖尿病患者能否控制体重和血糖的重要前提。

饮食疗法以合理控制食物总热量和成分比例，减轻和避免肥胖为原则，从而减轻胰岛负担，降低血糖，改善症状。

糖尿病饮食疗法的优势是：操作方便、安全、经济且疗效明显。良好的饮食控制可以减少降糖药物或胰岛素的用量，从根本上保护胰岛细胞的功能。

运动疗法

运动疗法也是糖尿病治疗中不可或缺的重要部分，与饮食疗法一样，是糖尿病的基础治疗方法。运动对于患者有诸多好处：1.消耗身体内过多的糖分，有利于2型糖尿病患者降低血糖。2.可改善身体状况，减少脂肪，增加肌肉。3.可增加骨密度，促进骨钙的合成，防止骨质疏松，预防骨折。4.可帮助降低血脂，减少心血管并发症的发生。5.可帮助患者释放生活压力，缓解紧张情绪。6.可改善睡眠质量，提高睡眠效率。7.可增加机体的抗病能力，同时提高生活质量及幸福指数。

糖尿病患者在运动时切记要根据自己的实际情况，选择适合自己的运动方式和运动量。

糖尿病健康教育

糖尿病健康教育的重要性和必要性由糖尿病本身的性质所决定。糖尿病是常见病，是终身性疾病，是全身性疾病，需要患者及家属的密切配合。为了使糖尿病治疗获得满意的效果，需要对病人及其家属进行糖尿病知识教育。通过糖尿病健康知识科普，让患者增加对糖尿病的认知，提高对糖尿病的重视程度，调整心态，正确对待糖尿病，控制血糖，减少并发症的发生。

侯大夫小贴士

经络穴位疗法

对于糖尿病患者来说，按摩经络穴位可以起到调整阴阳、调和气血、疏通经络的作用，对糖尿病的治疗也有好处。按摩有助于增加胰岛素分泌，加速血糖的利用，还可以减少糖的吸收，并能改善微循环，调节血糖，还有改善糖尿病患者容易出现的"三多一少"、疲乏无力、神经衰弱、失眠等症状，预防并发症的发生。可取三阴交穴、足三里穴、地机穴、然谷穴、足底胰反射区、手部胰腺反射区、耳部内分泌反射区、耳部胰胆反射区等进行按摩。

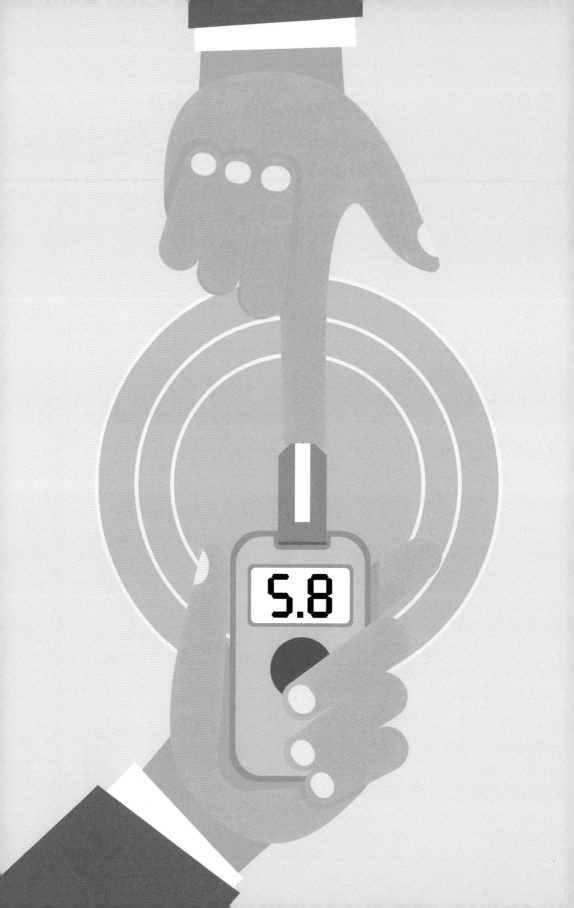

第二章

日常监测与药物治疗

　　日常监测是糖尿病治疗的重要一环，合理用药可以抑制糖尿病慢性并发症的发生和发展，提高患者的生活质量。糖尿病之所以受重视，并不止于血糖高本身带来的危害，还在于其引发的各种慢性并发症。糖尿病慢性并发症的出现并非在一朝一夕之间，而是没有合理用药和定期监测血糖，导致病情长期得不到有效控制的结果。只用药不监测，就像盲人骑马，是驾驭不好糖尿病这辆马车的。因此，在用药物治疗的基础上定期进行血糖监测有助于掌握病情，及早发现并发症，及时对症治疗，改善预后。

自我血糖监测

　　血糖监测是糖尿病病情监测的关键环节。血糖波动大，尤其是低血糖的反复发作，会增加心脑血管疾病的发生率和死亡率。糖尿病患者在血糖控制方面要做到"精细降糖，平稳达标"。

　　空腹血糖。空腹血糖是指空腹至少8小时后测定的血糖值，一般在早餐前检测。监测空腹血糖可以了解基础胰岛素分泌的情况以及前一天晚间用药能否控制血糖到次日早晨。

　　餐前血糖。对于空腹血糖较高的患者，或者是老年患者、血糖控制较好的患者，可以监测餐前血糖，这有利于精细调整降糖药。

　　餐后2小时血糖。监测餐后2小时血糖，可以了解进食后胰岛素的分泌情况，以及饮食、运动和药物治疗的效果。对于糖化血红蛋白不达标的患者，可以通过监测餐后2小时血糖来指导针对餐后高血糖的治疗。

监测血糖的意义

　　睡前血糖。监测睡前血糖是为了指导夜间加餐和用药，以免夜间发生低血糖。睡前血糖监测适用于注射胰岛素的患者，特别是晚餐前注射胰岛素的患者。

　　夜间血糖。监测夜间血糖（凌晨2~3点）可以了解有无夜间低血糖，用药方案是否有效，以及空腹高血糖的原因。在出现了无法解释的空腹高血糖时更应该监测夜间血糖。

　　即刻血糖。出现低血糖症状，或怀疑可能出现了低血糖反应时，应及时监测血糖。在剧烈运动前后，也应监测血糖。

如何进行自我血糖监测

静脉血浆葡萄糖或指尖血葡萄糖测定。这是最常用的血糖测定方法，它反映采血瞬间体内葡萄糖含量的高低，可以实时监测血糖水平，便于及时发现过高、过低的血糖情况，并做出相应处理。

尿糖测定。正常人肾小管可将滤过的葡萄糖绝大部分重吸收回血液中，尿中只有极微量葡萄糖，一般方法检查不出，所以正常人尿糖检测是阴性的，在肾功能正常情况下，当血糖浓度 ≥ 10 毫摩尔 / 升时，超过了肾小管最大重吸收能力，尿中便开始出现葡萄糖，血糖越高尿中葡萄糖含量就越高。

糖化血红蛋白（HbA1c）。糖化血红蛋白是人体血液中红细胞内的血红蛋白与糖类物质通过非酶促作用形成的糖基化产物。葡萄糖和血红蛋白的结合生成糖化血红蛋白是不可逆反应，并与血糖浓度成正比。它的合成过程很缓慢，持续 3 个月以上（接近红细胞生命周期），因此，糖化血红蛋白所占比率能反映出测定前 2~3 个月内平均血糖水平。

糖化血清蛋白（GSP）。糖化血清蛋白测定可有效反映患者过去 2~3 周内平均血糖水平。作为糖尿病近期内控制的一个灵敏指标，能在短期内得到治疗效果的回馈，特别是可以作为妊娠糖尿病或糖尿病合并妊娠患者的近期血糖监控指标。

动态血糖监测（CGM）。通过动态血糖监测系统可为临床的及时诊断和合理治疗提供重要线索，发现不易被传统监测方法所探测的隐匿性高血糖和低血糖，尤其是餐后高血糖和夜间无症状性低血糖、黄昏现象、黎明现象等，帮助医生为患者制订个体化的治疗方案，并为患者提供用于糖尿病教育的可视化手段，从而提高患者治疗的依从性。

如何确保自测血糖的准确性

测血糖有静脉抽血测血糖和用血糖仪测手指末梢血糖等几种，其中适合自己在家进行的是用血糖仪测手指末梢血糖。注意以下几点：第一，采血时不宜用碘酒消毒，可用酒精消毒，自然晾干后再开始采血。第二，采血时根据皮肤深浅调节采血笔的深浅度，做到采血适宜，以减少疼痛和测量误差。第三，不宜用手挤压指尖取血。第四，采血时不要过于紧张。第五，血糖试纸要注意防潮，不要使用过期的试纸。第六，要定期通过血糖检测仪的售后服务部门对血糖仪进行校正。

怎样购买血糖仪

现在市场上血糖仪种类很多，但是只要选购时掌握下列要素，就可以选出一台较好的血糖仪。合格的血糖仪，其血糖检测结果应与静脉抽血化验所得的测试值结果相近。仪器使用要方便，用血量少，比如采血针使用要方便，仪器要便于操作，且宜选择有记忆功能的血糖仪，可记录每次测得的血糖值，便于分析病情。

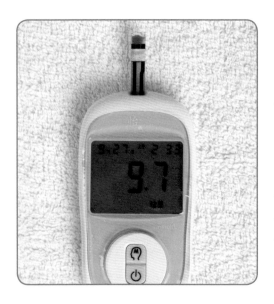

什么时间测血糖最准确

原则上，不受外界干扰的情况下测量出来的血糖值是最准确的。根据人体血糖的变化规律，凌晨3点血糖值最低，然后血糖逐渐升高。正常情况下，胰岛素分泌正常，血糖值可以控制在正常范围之内，而糖尿病患者由于自身胰岛素水平较低，血糖受胰岛素抵抗激素影响明显，血糖值会逐渐升高。对于糖尿病患者来说，一般测空腹、餐前、餐后2小时及睡前血糖最有意义。应注意的是，对已正常服药治疗的患者测定上述血糖时不必停药，正常服药即可，此时测血糖就是用来判断用药后的治疗效果。

餐后血糖如何控制

血糖波动频繁，会给患者带来不良影响。受饮食的影响，餐后血糖波动较空腹血糖更显著，因此，必须更好地控制餐后血糖。

降低餐后血糖可以先进行饮食调整和增加运动量。饮食上，在血糖控制效果不佳时要调整食物的量，改善饮食结构，并注意适当分餐，做到"少量多餐"。另外，饭后半小时适当活动，也有助于改善餐后血糖。如果效果不佳，可考虑使用药物。在餐前血糖控制比较好的情况下，可以选择一些只针对餐后血糖的药物，效果会更好。如果餐后血糖仍控制不佳，必要时可考虑使用餐时胰岛素，如诺和灵R、优泌林R或诺和锐、优泌乐等。

另外，还应该经常监测餐后血糖，病情稳定后每周至少监测1次餐后2小时血糖，每月至少监测1天三餐后2小时血糖，以便采取措施有效控制餐后血糖。

空腹血糖和餐后血糖，应该听谁的

每日只测一次血糖，并不能反映患者一天的血糖水平，但是，又不可能时时监测血糖。因此，选取具有代表性的空腹血糖和餐后血糖作为全天候的血糖监测，可以较好地反映全天的血糖变化情况。

1.空腹血糖：晚餐后 8~12 个小时不进食，早晨 6~8 点抽血检查。主要反映患者自身的胰岛 β 细胞在没有糖负荷的情况下分泌胰岛素的基础水平，或前一天晚上所用药物对整个晚上和夜间血糖的控制情况。

2.餐后 2 小时血糖：从进食第一口饭开始计时，2 小时后采血检测血糖。主要反映进餐后胰岛 β 细胞分泌胰岛素的能力，以及饮食结合药物治疗的综合效果。监测餐后 2 小时血糖，还有助于较早地发现 2 型糖尿病。

控制空腹血糖，对于长期使用降糖药的患者有重要意义。但对于早期和病情较轻的糖尿病患者来说，空腹血糖值往往小于 7.0 毫摩尔／升，因此还要注意餐后 2 小时血糖监测。如果空腹血糖值大于 11.1 毫摩尔／升，说明患者的胰岛 β 细胞功能较差。

警惕糖尿病患者中的低血糖

许多患者十分关心血糖升高的情况，甚至谈"高"色变，对高血糖有种恐惧感；而对于低血糖，却不是十分了解，认为患糖尿病后，唯一的目标就是降低血糖。其实，低血糖和高血糖一样，都反映了我们体内静脉血浆葡萄糖浓度的情况。

在临床上，糖尿病患者的血糖 ≤ 3.9 毫摩尔／升则被定义为低血糖。引起低血糖的主要原因与糖尿病患者用药不规律，运动不规律，或者运动量加大，进食量过少等有一定关系。高血糖的危害是长期的、逐渐发生的，短期内不会危及生命，而低血糖的危害是快速的，不仅能在短时间内引起不适，严重者甚至会有生命危险。

降糖求稳不求快

降血糖以平稳为佳，血糖降得太快，往往会造成血糖大幅度波动，波动性高血糖对身体影响更大。控制好血糖的同时，一定要降低血糖的波动性，不能一味追求快速降糖，否则会出现"欲速则不达"，对健康更不利。

药物治疗

药物降糖无非从两方面入手：一是减少血糖的来源，二是增加血糖的去路。目前的各类降糖药都是通过上述一种或多种途径来实现降糖的目的，它们或能阻止（或延缓）多糖类物质转化为葡萄糖，或能抑制机体对葡萄糖的吸收，或能增加机体的胰岛素敏感性，或能促进胰岛素分泌，还有的能促进葡萄糖从尿液中排出。

量体裁衣，个体化治疗

药物各有特点，适合不同的人，因此，药物不分好与不好，适合自己的才是最好的。有些患者笃信邻居或朋友推荐的药，这种做法的结果就是不能有效而合理地降低血糖，因为医生的降糖方案是根据患者的血糖水平、是否合并慢性并发症或合并症，以及患者的年龄、体重，甚至经济状况等情况来确定的，擅自改变药物的种类和用药剂量是不科学的。

多面出击，早期联合用药

"能用一种药物控制住血糖就坚决不用两种"，这种想法在糖尿病患者中比较常见。要走出这个误区，就要先理解早期联合应用两种或两种以上降糖药的好处。选择作用机制互补的两种或多种降糖药进行治疗，不仅会使血糖更容易达标，还可以延缓糖尿病慢性并发症的发生和发展，而且能减少药物不良反应的发生。比如，一名血糖控制不佳的患者目前正在服用磺脲类药物，如果选择将磺脲类药物加量，则低血糖和体重增加的风险均会加大，而如果加用双胍类药物，则可以改善胰岛素抵抗，扬长避短。

平稳降糖，避免低血糖

在血糖的控制过程中，强调的是缓慢、平稳地将血糖控制达标，避免低血糖的发生。长期反复发作的严重低血糖可以导致糖尿病患者特别是老年糖尿病患者出现反应迟钝，甚至痴呆、性格及精神异常，并可能诱发急性心脑血管疾病，如心律失常、心肌梗死、脑卒中等。

规律用药，忌突然停药

大部分糖尿病患者需终身用药，到目前为止，除了少部分继发性糖尿病患者在解除原发病因后可以完全停药，以及少部分糖尿病早期强化治疗后的患者可以暂时停药外，大部分糖尿病患者仍需终身用药。

突然停药会导致血糖升高，甚至危及生命。在糖尿病治疗的整个过程中，如果饮食、运动得到了合理的安排，体重得到适当的控制，根据血糖情况，降糖药物的种类可能逐渐减少，药物用量可能变化，但切忌自行突然停药。尤其是依赖于胰岛素控制血糖的患者，如1型糖尿病、2型糖尿病晚期，这些患者由于自身胰岛素的绝对缺乏，外源性胰岛素起了非常重要的作用，突然停药可能会造成血糖骤然升高，造成高血糖高渗性昏迷，或糖尿病酮症酸中毒，处理不及时还可能危及生命。

突然停药后可能导致血糖再次升高，长期血糖控制不佳，会大大增加发生糖尿病慢性并发症的风险。如血管病变，会导致心脑血管事件发生率大大增加；神经病变，会导致患者对多种疾病状态的反应较差，临床症状不明显，可能发生严重感染，感染容易扩散，伤口不易愈合。所以，糖尿病患者一定要在专业的医师指导下规律用药，切忌突然停药。

药物治疗的最佳时间

1型糖尿病，只要确诊就需要用药。在确诊时，医生会先判断是否存在胰岛素分泌不足，如果胰岛素分泌不足，一开始就需要注射胰岛素。

糖化血红蛋白值决定开始用药时间。2型糖尿病的治疗初期，医生往往会在饮食及运动疗法的基础上，加用口服降糖药。对于大多数糖尿病患者，合理的血糖控制目标是使糖化血红蛋白（HbA1c，代表既往两三个月平均血糖水平）≤ 7%。对于糖化血红蛋白在 7.5%~8% 的患者，医院诊断后就应该开始药物治疗。糖化血红蛋白在 7%~7.5%，部分患者可考虑先进行 3~6 个月生活方式的改变，如果糖化血红蛋白仍不能达标，再开始药物治疗。

侯大夫小贴士

预防药物引发的低血糖

糖尿病患者进行治疗时，一定不要忽视药物引起的低血糖，严重的低血糖可能会危及生命。此外，低血糖有可能诱发心律失常、心肌梗死、脑卒中等。因此，糖尿病患者进行糖尿病治疗时，一定要合理用药，不要用药过量，给身体带来伤害。

非胰岛素类常用药物

不同类别的降糖药有着不同的作用机制，相同类别的降糖药因剂型等的不同而有着不同的特点。下面将为大家详细介绍各种非胰岛素类降糖药的作用特点、服药时间与禁忌证，希望大家通过对本节内容的学习，能够对非胰岛素类降糖药有一个比较系统、清晰的了解。

双胍类药物

双胍类药，如二甲双胍、丁福明，是肥胖的糖尿病患者有效的一线用药。在有些国家还被推荐为非肥胖的糖尿病患者的一线用药。双胍类药物单用不会引起低血糖。

作用特点：口服降糖药中的元老。降糖作用肯定，不诱发低血糖，具有降糖作用以外的心血管保护作用，如调脂、抗血小板凝集等。

服药时间：为减轻双胍类药物的胃肠副作用，一般建议餐后服用。

禁忌证：存在严重感染和外伤，或接受大手术、有低血压等情况；存在急性或慢性代谢性酸中毒者。

格列奈类药物

常用的有诺和龙、唐力等，属胰岛素促泌剂。

作用特点：降糖作用迅速而短暂，模拟生理性胰岛素分泌，主要用于控制餐后高血糖，也称餐时血糖调节剂。

服药时间：口服吸收迅速，起效时间为 0~30 分钟，故应在餐前 5~30 分钟服用，不进餐不服药。

禁忌证：伴糖尿病急性并发症、重度感染或处于围手术期者；胰岛 β 细胞已经没有分泌功能者。

噻唑烷二酮类药物

常用药物如罗格列酮、吡格列酮等。

作用特点：可以明显改善骨骼肌的葡萄糖代谢，抑制肝脏糖异生，改善胰岛素抵抗，提高机体的胰岛素敏感性，从而降低血糖和血浆胰岛素水平。

服药时间：无特殊要求。

禁忌证：噻唑烷二酮类降糖药物属于胰岛素增敏剂，仅在胰岛素存在的情况下发挥作用，不宜用于 1 型糖尿病及伴有糖尿病酮症酸中毒患者。

磺脲类药物

较早应用的口服降糖药之一，现在仍是临床上 2 型糖尿病的一线用药。磺脲类药物常用的有优降糖、达美康、美吡哒、迪沙片、糖适平等。

作用特点：主要通过刺激胰岛素分泌而发挥作用。

服药时间：大多数磺脲类降糖药需要半小时才起效，而降糖作用的高峰一般在服药后 2~3 小时出现。因此，建议在餐前 20~30 分钟服用磺脲类降糖药。

禁忌证：合并严重感染、合并糖尿病急性并发症者，严重肝肾功能不全者，对磺脲类药物过敏者。

α- 葡萄糖苷酶抑制剂

常用的药物有阿卡波糖（拜唐苹、卡博平）、伏格列波糖（倍欣）等。

主要作用：可抑制葡萄糖淀粉酶、蔗糖酶、麦芽糖酶和异麦芽糖酶的活性，延缓葡萄糖和果糖等的吸收，从而降低患者的餐后血糖。

服药时间：最佳服药时间和服药方法是在开始吃第一口食物时嚼服；未进餐或未进食碳水化合物时，服用效果不佳。

注意事项：患者服用该类药物后，可能会出现腹胀、排气增多、腹痛和腹泻等不良反应，一般服药数周后该症状可减轻或消失。

二肽基肽酶 -4 抑制剂

常用的药物有西格列汀、沙格列汀、利格列汀、维格列汀、阿格列汀等。

作用特点：抑制食欲，抑制升糖激素的分泌，改善胰岛素抵抗，通过胃肠道对血糖代谢的调节而起到降低血糖的作用。

服药时间：任意时间均可服用，可以降低空腹及餐后血糖。

禁忌证：1 型糖尿病患者、先天性乳糖不耐受者、18 岁以下青少年患者。

胰岛素类药物

根据来源和化学结构的不同，胰岛素类药物可以分为动物胰岛素、人胰岛素和胰岛素类似物。根据效用特点的不同，胰岛素类药物可以分为餐时胰岛素、基础胰岛素和预混胰岛素。根据作用时间的不同，胰岛素类药物可以分为速效（超短效）胰岛素类似物、短效（常规）胰岛素、中效胰岛素、长效胰岛素（包括长效胰岛素类似物）和预混胰岛素（包括预混胰岛素类似物）。

按效用特点分类

餐时胰岛素。餐时胰岛素包括短效胰岛素（如动物胰岛素和人胰岛素）和速效胰岛素类似物（如赖脯胰岛素和门冬胰岛素），主要用于控制餐后高血糖。餐时胰岛素具有更快、更强、更方便的特点。所谓"更快"，是指餐时胰岛素吸收快，达到作用高峰的速度快，恢复到基础状态的速度也快。所谓"更强"，是指餐时胰岛素能更好地控制餐后血糖，并有助于控制糖化血红蛋白水平，能显著降低夜间重度低血糖的发生风险。所谓"更方便"，是指此类胰岛素紧邻餐时或餐后立即注射，均可良好地控制血糖。

基础胰岛素。基础胰岛素包括中效胰岛素（如低精蛋白锌胰岛素）、长效胰岛素（如精蛋白锌胰岛素）和长效胰岛素类似物（如甘精胰岛素、地特胰岛素、德谷胰岛素）。基础胰岛素能模拟正常人体的基础胰岛素分泌，主要用于控制夜间或非进食状态下的血糖水平。其中，长效胰岛素类似物作用时间长且平稳，没有明显的作用峰值，每天只需要注射1次即可。

预混胰岛素。预混胰岛素是将短效胰岛素或速效胰岛素类似物和中效胰岛素按比例配制成的混合制剂。其中的短效或速效成分能模拟餐后胰岛素分泌，主要用来降低餐后血糖；中效成分则能模拟基础胰岛素分泌，主要用来降低基础血糖。预混胰岛素的优点是注射次数少，方便，血糖控制效果较好；缺点是不能完全模拟生理性胰岛素分泌模式，尤其对于午餐后的血糖水平控制不理想。

超短效。特点是吸收速度快，起效迅速，作用持续时间短。主要是用于控制餐时血糖。注射后 15 分钟起作用，高峰浓度 1~2 小时，作用时间可持续 4~5 小时，一般在餐前皮下注射。

短效。即一般常规胰岛素，属于目前最常用的剂型。一般注射后 30 分钟内起效，作用时间持续 5~8 小时。一般需要餐前 30 分钟皮下或静脉注射。

中效。中效胰岛素较常用于胰岛素强化治疗方案中的睡前给药，以控制空腹血糖。其缺点是有峰值而易于产生夜间低血糖，往往需要睡前加餐。注射后 2~4 小时起效，高峰浓度 6~12 小时，持续 24~28 小时。一般在餐前皮下注射。

按作用时间分类

长效。常见制剂为精蛋白锌胰岛素，在早餐前 30~60 分钟给药。其特点是能减少注射次数，但药效不稳定，另外国内使用的均为猪胰岛素制剂，目前应用较少。注射后 4~6 小时起效，作用时间可持续 24 小时，每天皮下注射 1 次，不限时间。

目前国内使用的长效胰岛素类似物是甘精胰岛素及地特胰岛素，具有长效、平稳、无峰值的特点。每日皮下注射 1 次，起效时间为 1.5 小时，较中效胰岛素慢，有效作用时间达 22 小时，并且几乎没有峰值出现。

超长效。近年国内新上市的德谷胰岛素，作用时间可达 42 小时以上，可能疗效更佳，但目前相关数据不多。

预混。注射后 0.5 个小时起效，维持时间为 24 小时，一般在餐前半小时皮下注射。

使用胰岛素的注意事项

胰岛素治疗是很多糖尿病患者用以维持血糖平稳的治疗方法，但是这些患者往往并不知道使用胰岛素的注意事项，对胰岛素注射过程中遇到的不良反应也不知道如何应对，下面一起来了解一下。

学会应对胰岛素的不良反应

胰岛素是易出现副作用的一种药物，因此，必须了解它的副作用，并掌握好应对这些不良反应的方法，以提高治疗的安全性。

1.低血糖：胰岛素的主要不良反应是造成低血糖，这与使用剂量过大或饮食失调及运动量过大有关，多见于1型糖尿病患者，尤其是接受强化胰岛素治疗者。糖尿病患者及家属应熟知此反应，尽早发现并及时处理。轻者立即进食15~20克含糖食物和糖水，较重者静脉注射50%的葡萄糖40~60毫升，也可持续静滴葡萄糖，并调整胰岛素用量。

2.脂肪营养不良：在注射部位出现皮下脂肪萎缩时，要经常更换注射部位，停止用动物胰岛素，改用高纯度人胰岛素制剂后，脂肪营养不良可得到缓解。

3.屈光不正：部分患者注射胰岛素后视力模糊，这是因为晶状体屈光改变。血糖控制平稳后，常于数周内自行恢复。

4.体重增加：尤其是老年患者更容易出现肥胖。此时，患者要控制饮食，增加运动量，以达到控制体重的目的。

5.胰岛素过敏：极少部分患者会出现胰岛素过敏，表现为皮肤瘙痒、出现红疹等。此时可更换胰岛素种类，如效果不佳，可采用胰岛素脱敏疗法。

6.水肿：使用胰岛素的患者容易出现短期内肿胀等不适，如眼睑水肿，但一般不严重。

7.肿瘤：胰岛素是否可引起肿瘤的发生，目前尚无确切的资料。很多专家认为，因无明确的临床证据显示，因而胰岛素尚无明显的致肿瘤作用。胰岛素联合二甲双胍治疗被认为是最佳的治疗方式之一，因为二甲双胍具有抗肿瘤作用。

注射胰岛素的注意事项

1.注射胰岛素前用酒精对皮肤消毒。待消毒部位干后方可注射，以免消毒液沿针眼进入皮下组织，造成刺激。

2.注射胰岛素合适的部位：腹部，在腹部进行注射时应注意要在距肚脐 3~5 厘米之外一个手掌的距离内注射，越往身体两侧皮下层越薄，越容易扎到肌肉层；大腿外侧，只能在前面或外侧面进行大腿注射，内侧有较多的血管和神经分布，不适宜进行注射；手臂外侧 1/4 部分；臀部。

3.注射时，用拇指或食指轻轻捏起注射部位的皮肤，在两指之间进针。

4.进针速度要快，将胰岛素注入体内，停留 5~6 秒，然后拔出针头。

5.如果注射时很痛或拔针后有血出来，应压迫注射部位片刻，不要揉擦局部，以免造成胰岛素扩散太快或皮肤发炎。

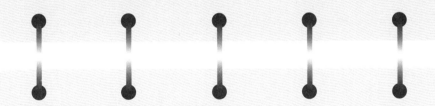

用于胰岛素注射的针头要随时更换

注射针头应每次更换，否则会引起以下 3 种不良情况。

1.注射疼痛：肉眼不易发现的针尖弯曲成钩形，导致注射部位流血、擦伤，增加患者注射的疼痛感。

2.针头折断：多次重复使用，使针尖部分可能折断在人体内而引起严重后果。

3.针头堵塞：使用过的针管内残留的胰岛素形成结晶，造成阻塞，影响注射效果或阻碍下一次注射。

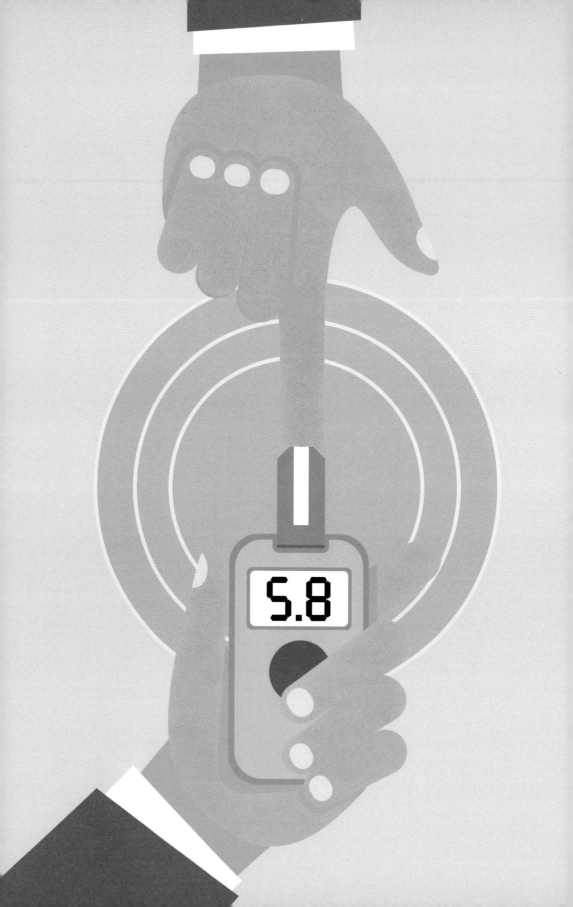

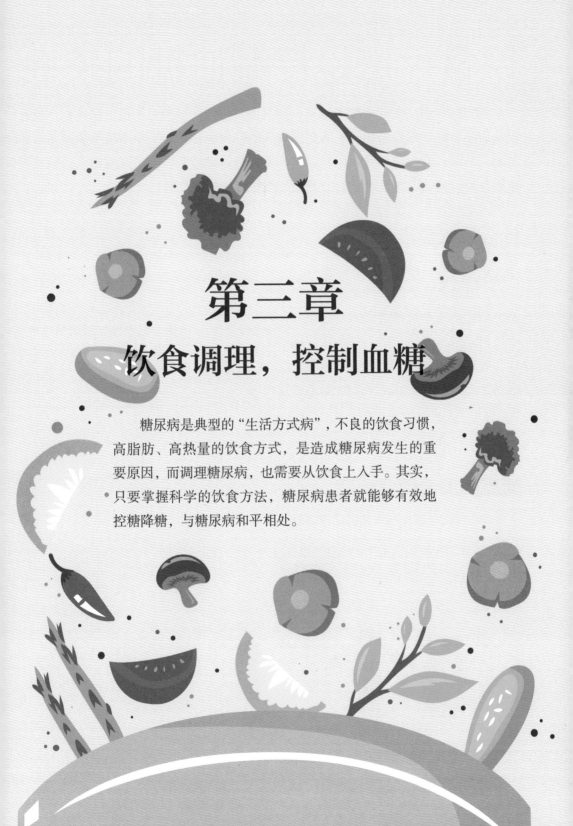

第三章
饮食调理，控制血糖

　　糖尿病是典型的"生活方式病"，不良的饮食习惯，高脂肪、高热量的饮食方式，是造成糖尿病发生的重要原因，而调理糖尿病，也需要从饮食上入手。其实，只要掌握科学的饮食方法，糖尿病患者就能够有效地控糖降糖，与糖尿病和平相处。

饮食疗法是控制血糖的关键

糖尿病患者由于胰岛功能减退，胰岛素分泌绝对或相对不足，胰岛素不能在饮食后随血糖升高而增加，不能起到有效的降血糖作用，于是血糖就超过正常值范围。此时，若再像正常人那样饮食，不进行饮食控制，甚至过度饮食，就会使血糖升得过高，因此，糖尿病患者要合理地进行饮食控制。

什么是饮食疗法

饮食疗法是糖尿病防治的重要方法之一，通过食物种类的科学调配，摄入量的合理控制，烹调方法的精心选择，以达到防病治病的目的。饮食疗法在一日三餐中除病强身，避免一般药物治疗的副作用，患者易于接受，且能持之以恒。俗话说，糖尿病"三分治，七分养"，而在调养当中又以食疗为主。

是否用胰岛素或口服降糖药治疗，都应该长期坚持饮食控制。对肥胖的 1 型糖尿病患者或病情较轻的老年患者，可以把饮食疗法作为主要的治疗方法，适当地配合口服降糖药，以便于有效地控制病情。对 1 型糖尿病及重症病例，亦应在胰岛素等药物治疗的基础上，积极控制饮食，才能使血糖得到有效控制并防止病情恶化。

糖尿病患者饮食管理

饮食疗法是各型糖尿病的治疗基础，是糖尿病最基本的治疗方法之一。不论糖尿病属何种类型，病情轻重或有无并发症，

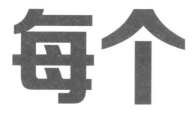

每个

糖尿病患者都应进行**饮食管理**。

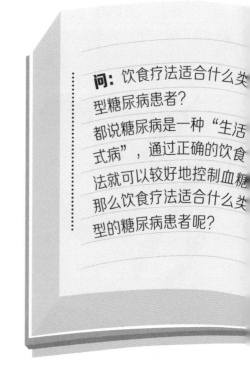

问：饮食疗法适合什么类型糖尿病患者？

都说糖尿病是一种"生活式病"，通过正确的饮食法就可以较好地控制血糖，那么饮食疗法适合什么类型的糖尿病患者呢？

饮食疗法伴随一生

糖尿病的发生是由多种因素引起的，其中，饮食的影响占有很重要的地位，无论是哪种类型的糖尿病，饮食疗法都是极为重要的，是各种疗法的基础，应贯穿于整个糖尿病自然病程的每一个阶段。若不重视饮食疗法，即使用再好的药物也很难控制住血糖。因此，糖尿病患者一生都需要自我饮食管理。

饮食疗法的目的

饮食疗法的目的是减轻胰岛负担，使血糖、尿糖、血脂达到或接近正常值，并防止或延缓心血管等并发症的发生与发展；维持健康，使成人能从事各种正常的活动，儿童能正常地生长发育。

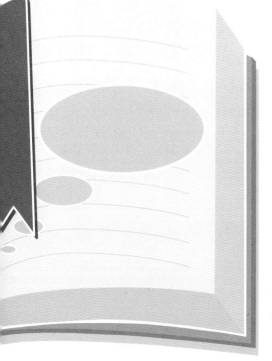

侯大夫小贴士

少吃就能降血糖吗

许多糖尿病患者认为血糖高是因为吃得多，少吃就能降血糖，于是采用节食的方法来应对高血糖。事实上，节食不仅容易导致低血糖出现，还会发生低血糖后反跳性高血糖现象，使血糖出现大幅度波动，这样反而不利于血糖的控制。因此，糖尿病患者应按时、按量地吃饭。

答：饮食疗法是糖尿病的基础疗法，是一切治疗方法的前提，适用于各型糖尿病患者。病情较轻者以食疗为主，可取得好的效果，病情较重者也必须在用药治疗的同时合理控制饮食。只有饮食控制得好，口服降糖药或使用胰岛素才能发挥更好的疗效。如果一味依赖药物而忽略饮食疗法，很难取得较好的治疗效果。

饮食疗法四大原则

控制总热量

糖尿病患者必须进行总热量的控制。每一位糖尿病患者所需热量的多少，与其身高、体重、年龄、性别、体力活动有密切关系。低于标准体重者，处于儿童期、青春期、妊娠期、哺乳期的患者每天摄取的总热量可适当增加。高于标准体重者应限制总热量的摄入。重体力活动较中、轻体力活动消耗的热量多，故需增加总热量的摄入。一般计算总热量的方法是按标准体重和体力活动情况来计算，再根据患者身体的实际情况来加减。

平衡膳食，饮食多样化

平衡膳食是指饮食所提供的营养素种类和数量能够满足人体完成生理活动需要，且各种营养素之间保持合适的比例。人体生理机能的正常运转和维持代谢正常需要平衡膳食的支持。糖尿病患者与普通患者对于营养素需求基本相同，所以除了控制饮食总热量和遵循糖尿病饮食原则外，应尽量做到平衡膳食，这同时也是糖尿病饮食治疗的基础。要做到主食粗细搭配，副食荤素搭配。

饮食结构合理

保持热量均衡分配，饥饱不宜过度，不要偏食，切忌暴饮暴食或塞饱式进餐，改变晚餐丰盛和入睡前吃夜宵的习惯。主食应以谷类为主，粗细搭配，粗粮中可适量增加玉米、莜面、燕麦等成分，保持碳水化合物的供应量。增加豆类食品，提高蛋白质利用率，以干豆计算，每日应摄入豆类 30 克以上，或豆腐干 45 克。在动物性食物的结构中，增加含脂肪酸较低而蛋白质较高的动物性食物，如鱼、禽、瘦肉等，减少肥肉的摄入量。食用油保持以植物油为主，每人每日用量以 25~30 克为宜。

少吃多餐

糖尿病患者还应该少吃多餐，可以在上午十点或者下午三点左右加餐，吃点坚果或者蔬菜，比如腰果、杏仁、开心果、黄瓜、西红柿等，补充维生素和氨基酸。尤其对于老年糖尿病患者，其胃肠功能差、消化吸收能力弱，少吃多餐可以减轻胃肠道的负担，利于餐后血糖的控制，减少餐后血糖的波动，可减轻对血管内皮的损伤，长此以往有助于延缓糖尿病慢性并发症的发生。

影响降糖的饮食细节

餐次安排

合理安排餐次是糖尿病饮食疗法中不可忽视的内容。合理、规律的就餐习惯有助于保持血糖平稳，减少血糖波动，可有效防止急、慢性并发症的发生、发展。

1.尚未使用胰岛素的糖尿病患者的餐次安排。尚未使用胰岛素的2型糖尿病患者，不必过于担心低血糖的问题，餐次安排相对简单，一日三餐定时、定量就可以了。三餐碳水化合物的分配可以根据饮食习惯，按照早餐1/5、午餐和晚餐各2/5，或者按照早餐、午餐、晚餐各1/3的量来供给。有的专家认为，如果主食吃得比较多，总量超过300克（6两），也可以采用少食多餐的办法，使每顿正餐的主食量不超过100克（2两），多余的部分移作加餐。这样做对于控制餐后血糖的升高更有益处。

2.正在使用胰岛素或口服胰岛素促泌剂的糖尿病患者的餐次安排。已经使用胰岛素或者正在口服胰岛素促泌剂的糖尿病患者，因为有出现低血糖的风险，所以每天应当吃5~6餐，即除了3次正餐，还应有2~3次加餐。那么，应该怎么安排加餐呢？简便的方法是从正餐中匀出一部分食物（比如20~25克主食）作为加餐，加餐的时间可以安排在早餐与午餐之间、午餐与晚餐之间以及睡前。临睡前的加餐，除了主食外，还可以搭配半杯牛奶或1个鸡蛋等以蛋白质为主的食物，有助于预防夜间出现低血糖。

吃饭顺序

糖尿病患者的饮食顺序，以能降低餐后血糖为原则，推荐的顺序依次为：汤、蔬菜、肉类、主食，即首先是喝一碗清汤，然后进食蔬菜类食物，再进食肉类食物，最后进餐主食，主副食之间有稍许的时间间隔，这样的吃饭顺序对餐后血糖的控制有好处，虽然与民间习俗的吃饭顺序正好相反，却能使患者的餐后血糖大约降低1/3，既有利于患者对血糖的控制，也有利于降低心、脑、肾等器官并发症发生的概率。因此，充分地进行糖尿病健康知识教育，让患者掌握良好的进餐顺序很重要。

烹调方法

　　均衡的营养、合理的饮食对于糖尿病患者而言比菜肴的风味更加重要。因此，广大糖尿病患者在烹调方法的选择上要多加注意，不但要尽量保存食物中原有的营养素，还要选择对血糖、血脂、血压等影响较小的健康烹饪方法。

　　对于糖尿病患者来说，蒸是较健康的烹调方法之一，其次是煮，再次是炒，接着是烤，最好不要选择煎、炸。还可以采用以水代油的烹调方法，也就是把主料和辅料放入开水锅中焯一下，先加工成半成品，然后再采用其他方法做熟，这样做能减少油脂的使用量。由于糖尿病患者的饮食量受到限制，因而保证有限食物中的营养素不被破坏就显得非常重要。可以采用蒸、汆、炖、拌等少油或者无油的烹调方法来制作菜肴，也可以采用急火快炒的方式，这样可以减少水溶性维生素和矿物质的流失。煎、炸温度高，蛋白质容易因高温而出现严重变性，而维生素在高温下几乎全部丧失，因此，这样的烹饪方式不推荐使用。另外，要缩短烹饪时间。烹饪时间越长，营养成分损失得就越多。

　　糖尿病患者的菜肴要做到清淡为主、少盐低糖。做菜尽量不要使用动物油，而要用植物油。糖尿病患者要少吃盐，糖尿病合并高血压的患者更要严格限制食盐的摄入量。

限盐，限酒，戒烟

　　提倡清淡饮食，尤其是糖尿病合并高血压的患者，食盐应限量在每天 5 克以内。有心功能不全症状的糖尿病患者，食盐摄入量应少于每天 2 克。需要注意的是，这里所说的食盐不单单指做饭时使用的精制盐，还包括其他食物和调味品中的盐分。一般 40 毫升酱油和 40 克酱料中就含有 6 克的盐分，因此，用酱油和酱料烹饪菜肴时应相应减少食盐的用量。饮酒可以使应用磺脲口服降糖药或胰岛素治疗的患者出现低血糖，因此，糖尿病患者最好戒酒。

　　吸烟可引发血管痉挛，导致心肌梗死、脑卒中、糖尿病足、糖尿病视网膜病变、糖尿病神经病变等并发症或合并症的发生，而且吸烟可增加肺癌、慢性气管炎等呼吸道疾病的发生，因此，糖尿病患者应坚决戒烟。

常见饮食疑问

糖尿病患者能喝粥吗

不建议把粥当作糖尿病患者的主食，因为粥类食物煮得相对比较烂，升糖指数比较高，容易引起血糖迅速升高，所以进食粥类食物可能会导致餐后血糖明显升高。糖尿病患者每日膳食总热量中碳水化合物提供的热量占比是 55%~60%，建议选择多种类粗细搭配的方式，鼓励糖尿病患者多吃玉米、小米、荞麦、燕麦这些粗粮，主食尽量以比较干的食物为主。

糖尿病患者能吃零食吗

油脂含量比较低的坚果是适宜糖尿病患者吃的一种小零食，因为坚果这种食物本身就是一种纯天然的食品，人工加工的步骤一般比较少，而且坚果这种食物的糖分含量都比较低，对于需要控制体内血糖浓度的糖尿病患者来说比较适宜，但是在选择坚果作为小零食的时候要尽量选择一些油脂含量低的，比如开心果、巴旦木以及杏仁等，而核桃、夏威夷果以及榛子等油脂含量高的坚果要尽量少吃或者不吃。

无糖产品能随意吃吗

无糖食品一般是指不含蔗糖（甘蔗糖和甜菜糖）、葡萄糖、麦芽糖、果糖等的甜味食品，但是含有糖醇（包括木糖醇、山梨醇、麦芽糖醇、甘露醇）等替代品。糖尿病患者不可随意吃含糖食品，这是因为极易吸收的糖会引起血糖迅速升高，使受损的胰岛 β 细胞不堪重负，加重病情；而无糖食品所含的糖醇甜味剂则对血糖没有明显的影响。但无糖食品是指没有加入蔗糖的食品，并不代表是真的无糖，只是将蔗糖换成了糖的替代品。大多数无糖食品都是用粮食做成的，而粮食的主要成分就是碳水化合物，它在体内可以分解成葡萄糖。因此，糖尿病患者在食用无糖食品时也不能没有节制。

糖尿病患者一定不能吃甜味食品吗

蔗糖、麦芽糖、果糖等，可以在体内转化为葡萄糖，因此都不可以吃。葡萄糖就更是不能碰了。不过，这并不代表糖尿病患者就不能吃甜味食品了。现在有很多人工合成的甜味剂，如木糖醇、甜叶菊苷等，既能满足糖尿病患者吃甜味食品的需求，又不会使血糖升得太高，糖尿病患者可适量食用。

糖尿病患者能吃甜味剂吗

市场上为满足糖尿病患者吃甜食的需求，出现了形形色色"糖"的替代品——甜味剂。它们对血糖没有影响或者影响很小，可以满足糖尿病患者味蕾的需要。

不含或仅含少许热量的甜味剂

1. 糖精。由于糖精是否致癌尚无定论，糖精的用量一般控制在可接受的范围内，婴儿食品则禁止使用糖精。

2. 阿斯巴甜。阿斯巴甜是目前占有极大市场的一种人工甜味剂。优点是安全性较高，不会产生过高的热量，也不会造成血糖升高；由于它是蛋白质成分，还可以被人体自然吸收分解。缺点是酸、热的稳定性较差，不适宜制作温度高于150℃的面包、饼干、蛋糕等焙烤食品和酸性食品。

3. 甜叶菊苷。由于是从植物中提取的天然成分，所以比较安全。

含一定热量的甜味剂

1. 木糖醇。糖尿病患者可以吃木糖醇，不会增加胰岛的负担，也不会迅速升高血糖，但是木糖醇也有一定的能量，食用也需要适量，不能无节制地吃木糖醇。

2. 山梨醇。食用后在血液中不会转化为葡萄糖，代谢不受胰岛素的支配，也是适合糖尿病患者的甜味剂。

3. 麦芽糖醇。作为食品添加剂热量较低，不引起血糖升高，也不会合成脂肪和刺激胆固醇的形成，是糖尿病患者较理想的甜味剂。

饮食上要掌握好量

许多人认为糖尿病是"吃出来"的疾病，确实，饮食对血糖的影响是很大的。饮食控制得好，血糖就平稳，还能预防糖尿病并发症。因此，合理饮食是糖尿病治疗的基础，为了不被糖尿病打败，糖尿病患者需要在饮食上精打细算，掌握一些食物热量的计算、换算方法。

学会用食物热量换算表

许多糖尿病患者有这样的疑问：为什么我明明吃得很少，血糖还是那么高？这是因为没有掌握食物热量换算表。有的食物虽然体积小，但是热量很高，而有的食物即使多吃一点，也不会很快让血糖升高。只有学会用食物热量换算表，了解各种食物的热量，计算好一天所需的热量总和，将热量控制在合理范围内，才能保持血糖平稳。

具体方法如下：将食物分成谷类、水果类、蔬菜类、肉类、蛋类等不同种类，然后确定大约 90 千卡（约 377 千焦）为 1 个交换单位，再计算出 1 个交换单位的各类食物的大致数量，就可以按照每天自己应该摄入的总热量来自由交换各类食物。在总热量不变的情况下，同类食物换着吃。

以下是各食物大类之间的互换，在每一类食物中，因为每一种食品所含的营养存在差异，所以各类食品之中有更加详细的互换，比如 25 克的大米可以交换成 100 克土豆。

等值谷类食物交换表（1 个交换单位）			
食品	克数	食品	克数
各类米	25	各类面粉	25
各种挂面	25	饼干	20
馒头	40	凉粉	240
油炸面点	22	非油炸面点	35
魔芋	48	土豆	100
鲜玉米棒	175	湿粉皮	150

续表

等值肉、蛋类食物交换表（1个交换单位）

食品	克数	食品	克数
兔肉	100	带鱼	80
鸡肉	50	鸭肉	50
鱼类	80	水发鱿鱼	100
瘦肉	50	肥肉	25
火腿、香肠	20	水发海参	350
鸡蛋	60（约1个）	鸭蛋	60（约1个）
鹌鹑蛋	60（约6个）	松花蛋	60（约1个）
鸡蛋清	150		

等值蔬菜类食物交换表（1个交换单位）

食品	克数	食品	克数
各类叶菜	500	葫芦、节瓜、菜瓜	500
洋葱、蒜苗	250	豇豆、扁豆	250
绿豆芽	500	胡萝卜、冬笋	200
苦瓜、丝瓜	400	毛豆、鲜豌豆	70
鲜蘑、茭白	350	山药、藕	150
冬瓜	750	百合、芋头	100

等值水果类食物交换表（1个交换单位）

食品	克数	食品	克数
西瓜	350	草莓	300
葡萄	200	李子、杏	200
猕猴桃	150	梨、桃、苹果	180
橘子、橙子、柚子（带皮）	200	柿子、香蕉、荔枝（带皮）	120

等值豆、奶类食物交换表（1个交换单位）

食品	克数	食品	克数
大豆	25	腐竹	20
北豆腐	100	南豆腐	150
豆浆	400	豆腐丝、豆腐干	50
青豆、黑豆	25	芸豆、绿豆、红小豆	40
牛奶	160	羊奶	160
奶粉	20	脱脂奶粉	25
无糖酸奶	130	奶酪	25

等值油脂、坚果类食物交换表（1个交换单位）

食品	克数	食品	克数
各种植物油	10	核桃、杏仁、花生米	15
葵花子（带壳）	30	西瓜子（带壳）	35

膳食手测量法

管住嘴对糖尿病患者的重要性不言而喻，而管住嘴的过程中最重要的手段就是定量。医生或营养师给出的膳食营养建议，要快速、简单、明确地落实到具体的烹调中去。

例如，一般患者每日饮食建议是：主食 250 克左右，肉类 100~150 克，牛奶 250~500 克，鸡蛋 50 克，蔬菜 500 克，水果 150~200 克，烹调油 25~30 克。怎样选择食物才能达到这个量，既不过多，也不过少？可能最先浮现在大家脑海里的方法就是称重。称重是我们平时常用的重量计量方法，简单而准确。但对于一日三餐来说，如果每次做饭前都拿个秤来称一下要吃的东西，未免太繁琐。

为了让每日三餐的烹饪定量更具有可操作性，轻松搞定吃多少的问题，不必为吃犯愁，只需伸出您的手，手即是量具。这样一来，无需称量器具就能在家科学合理地配餐，方便了糖尿病患者日常生活中的个性化膳食管理。

下面我们就来说一下称量食物的手测量法。

主食

一顿 1 拳头

大多数患者每天吃主食 200~300 克，如果取中间值 250 克的话，分给三餐，每一顿要吃 75~100 克。这些主食做熟后大约是成人 1 个拳头大小。所以就是一顿饭吃 1 个拳头大小的主食。

牛奶

一天 1~2 袋

建议每天牛奶的摄入量为 250~500 克。由于牛奶是液体，所以它的量比较好确定。250 克牛奶刚好是超市袋装牛奶 1 袋的量，根据品牌不同，有多有少，一般通过食品标签能很容易确定。

肉类

一天 2~3 个"鸡蛋"

糖尿病患者一般每天肉类的摄入量为 100~150 克（生肉）。50 克生肉大约相当于 1 个鸡蛋大小。注意，这里指的是每天肉的总量，包括畜、禽和鱼虾各类。所以，每天应吃 2~3 个鸡蛋大小的肉类。

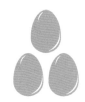

鸡蛋

一天 1 个

每天鸡蛋的建议量为 50~100 克。鸡蛋也是非常容易确定量的食物，一个中等大小的鸡蛋大约 50 克。

蔬菜

一天 2 大捧

中国营养学会建议，健康成年人每天蔬菜的摄入量为 300~500克。糖尿病患者在这方面并无特殊，建议遵循高限的摄入量，每天保证摄入 500 克蔬菜。当然此处所说的蔬菜是指低碳水化合物的绿叶蔬菜，如白菜、菠菜、卷心菜等；像土豆、山药、红薯、莲藕等根茎类蔬菜，由于淀粉含量较高，应该归入主食类中。

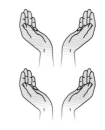

切碎的青菜，两手 1 捧的量大约有 250 克。午晚两餐，每餐各 1 捧，就可以达到全天蔬菜的建议摄入量。

水果

一天 1 拳头

中国营养学会建议，健康成年人每天水果的摄入量为 200~350克，对于糖尿病患者来说，这个量就需要进行较大地修改了。如果血糖控制相对稳定，建议每天可以摄入水果 150~200 克；如果血糖控制不佳，则暂停水果的摄取。

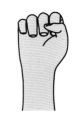

200 克水果相当于一个成人拳头大小，这与主食类似。

烹调油

一天 2.5~3 汤匙

每天建议烹调油的量为 25~30 克，作为液体的植物油也比较容易衡量。我们平时吃饭用的小汤匙，1 汤匙约为 10 克油，全天烹调油 25~30 克，就相当于 2.5~3 汤匙。

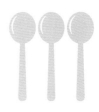

手测量法虽然比不上称重法精确，但它直观、形象、可操作性强，且易学易懂，适合糖尿病患者在日常饮食中应用。

食物选择

谷豆类

产生血糖的"主力军"来自主食，而在一日三餐中，所占比例较大的也是主食。如果不吃主食，就容易产生饥饿感，甚至出现低血糖；但如果主食吃得过多，又会引起高血糖和肥胖。因此，吃好主食是糖尿病饮食控制的重要内容。谷类是每日饮食的基础，每日进食谷类食物所含的碳水化合物应占总热量的55%~60%。在日常饮食中，我们提倡食用部分粗粮和杂粮，糖尿病患者也是如此，宜多选用含有复合碳水化合物的食物和粗粮，尤其是富含膳食纤维的全谷类、豆类等。

玉米营养丰富，其中的铬对人体内糖类的代谢有重要作用，能增强胰岛素的功能，促进机体利用葡萄糖，是胰岛素的"加强剂"。玉米还含有较为丰富的膳食纤维，可以起到辅助控制血糖的作用。

黑米中含膳食纤维较多，淀粉消化速度比较慢，可提高胰岛素的利用率，延缓小肠对碳水化合物和脂肪的吸收，控制餐后血糖的上升速度。适量食用后不会造成血糖的剧烈波动，很适合作为糖尿病患者的主食。

荞麦中的某些成分，如锌、维生素 E 等，具有改善葡萄糖耐量的功效。荞麦的升糖指数低，用荞麦（特别是苦荞）代替主食，有利于控制血糖。

薏米中的有效物质，可修复胰岛 β 细胞并保护其免受损害，维持正常的胰岛素分泌功能，调节血糖；其中的膳食纤维可促进排便，延缓餐后血糖上升。

燕麦中的可溶性膳食纤维可以减缓碳水化合物在吸收利用过程中的转运速度和效率，增加胰岛素的敏感性，防止餐后血糖的急剧升高。

糙米是稻谷脱去稻壳后的颖果①，由于内保护皮层粗纤维等较多，质地紧密，煮起来比较费时，且口感较粗糙，但其瘦身效果显著。糙米维生素、矿物质与膳食纤维的含量丰富，被视为一种健康食品。

莜麦是营养丰富的粮食作物，蛋白质含量较高，含有人体必需的多种氨基酸，而且氨基酸的组成较平衡，赖氨酸含量高，是糖尿病患者较好的调理食品。

小麦用途众多，比如磨成面粉后可制作面包、馒头、饼干、面条等食物。但是小麦中淀粉含量较高，所以糖尿病患者食用小麦要控制摄入量，作为主食时最好和其他粗粮混合食用。

小米的营养价值较高，含丰富的钙、磷、镁等元素，均有益于调节血糖水平。

红小豆含有较多的膳食纤维，不仅能够润肠通便，还能起到辅助降血糖的作用。红小豆还含有丰富的B族维生素和铁质、蛋白质、脂肪、糖类、钙、磷、烟酸等成分，有助于清热利尿、祛湿排毒。

绿豆中含有相当数量的低聚糖，但这些低聚糖因人体胃肠道没有相应的水解酶系统而很难被消化吸收，所以绿豆提供的热量值比较低，适宜肥胖者和糖尿病患者食用。

黄豆富含膳食纤维，且升糖指数低，适量食用能延缓身体对糖的吸收，有助于降低血糖，是糖尿病患者的理想食品。

注①：颖果属闭果的一种，形小，果皮与种皮愈合不能分离，如稻、麦等俗称为种子，实际为果实，即颖果。

蔬菜类

绝大部分蔬菜中所含的碳水化合物、蛋白质和脂肪都很少，能量也很少，所以糖尿病患者食谱一般不限定蔬菜的数量，只能多不能少。建议糖尿病患者每天摄入500克蔬菜。

白菜热量低，所含膳食纤维有利于肠道蠕动和废物的排出，可延缓餐后血糖上升，预防糖尿病和肥胖症。

人体内铬的储存不足，可导致胰岛素活性降低，使糖耐量受损，引发糖尿病。圆白菜富含铬，能调节血糖和血脂，特别适合糖尿病患者和肥胖者食用。

菠菜中含有较多的胡萝卜素及铬等微量元素，并含有膳食纤维，有助于稳定血糖，尤其适合2型糖尿病患者食用。

韭菜粗纤维含量高，并且含维生素C、胡萝卜素。韭菜所含的挥发油和含硫化合物，以及钙、镁、硒、锌等矿物质元素，具有促进血液循环和降脂降糖的作用。经常食用韭菜，有助于降低血糖、尿糖，改善糖尿病的症状。

芹菜富含膳食纤维，能阻碍消化道对糖的吸收，有降血糖作用。芹菜中的黄酮类物质，可改善微循环，促进糖在肌肉等组织中的转化。

空心菜含有的植物胰岛素和硒可以帮助2型糖尿病患者控制血糖。

生菜对血糖影响小，而且生菜中含有的有益成分可以降低胆固醇，对改善血液的黏稠度也很有帮助，因此糖尿病患者可多吃生菜。生菜中还含有膳食纤维和维生素，常食对肥胖型糖尿病患者大有裨益。

镁元素是人体不可或缺的矿物质，对维持血糖稳定起着重要作用，补充镁元素可改善糖耐量，减少胰岛素的用量。苋菜含有丰富的镁元素，能够帮助控制血糖。

芥蓝含有大量的膳食纤维，适量食用能延缓食物中葡萄糖的吸收，降低胰岛素需求量，减轻胰岛细胞的负担，增强胰岛素与受体的结合，起到降低餐后血糖的作用。

绿豆芽营养丰富，除了富含糖类、脂肪、蛋白质，还含有多种维生素、矿物质和膳食纤维，可以改善糖尿病引起的眼底病变，也可以降低血液中胆固醇的含量。

豇豆所含的磷脂有促进胰岛素分泌、加强糖代谢的作用。豇豆中还含有烟酸，是天然的血糖调节剂。豇豆中含有多种维生素，特别是维生素 C 的含量比较高，有助于增强人体抵抗力。

豌豆苗里的有益成分，可增加胰岛素的效能，改善糖耐量，适量食用有利于 2 型糖尿病患者改善症状。豌豆苗中的钾含量比较丰富，糖尿病合并高血压患者适量食用可起到降压的作用。

紫甘蓝含有丰富的碳水化合物和膳食纤维，矿物质元素的含量也很丰富，可清肠排毒，非常适合肥胖型糖尿病患者食用。适量食用紫甘蓝还有降血糖、消暑止渴的功效。

莲藕富含淀粉、蛋白质、膳食纤维、维生素 C 和维生素 B_1 以及钙、铁等矿物质，且易消化，是滋补佳品，特别适宜糖尿病患者中有虚弱之症的人食用。

铬在改善糖尿病的糖耐量方面有很好的作用，花菜中含有铬，糖尿病患者长期适量食用，可以补充人体缺乏的铬，改善人体糖耐量。

西葫芦含有维生素 C，可增强胰岛素的作用，调节血糖，有效预防糖尿病。同时，西葫芦还是低热量、低脂肪、低糖蔬菜，是糖尿病患者的优选食物。

莴笋中含有较多的烟酸。由于烟酸是胰岛素的激活剂，因此糖尿病患者宜经常吃莴笋，可改善糖代谢。

芦笋所含的香豆素有降低血糖的作用。芦笋中的铬含量高，这种微量元素可以调节血液中脂肪与糖分的浓度。

竹笋低脂肪、低淀粉，含较多的膳食纤维，有利水、缓解消渴的功效，其所含的膳食纤维可延缓胃肠排空时间，使餐后血糖平稳。

白萝卜所含热量较少,水分较多,糖尿病患者食后易产生饱腹感，减少食物摄入量，有助于保持合理体重。

胡萝卜含丰富的胡萝卜素，能有效对抗人体内的有害自由基，具有降血糖、降血压、强心等功效。

茄子脂肪含量和热量较低，带皮的茄子含有丰富的膳食纤维，对控制餐后血糖的升高有一定的辅助作用，因此糖尿病患者可以多吃茄子。

洋葱中含有微量元素硒，可修复胰岛细胞并保护其免受损害，维持正常的胰岛素分泌功能，调节血糖。

青椒中含有的硒能防止胰岛 β 细胞被氧化破坏，促进糖分代谢，降低血糖和尿糖，改善糖尿病患者的症状，起到辅助调节血糖的作用。

西红柿热量低，富含胡萝卜素、B族维生素和维生素C，尤其维生素P的含量高，糖尿病患者可常食。

苦瓜含一种类胰岛素的物质，能使血液中的葡萄糖转换为热量，降低血糖，故被称为"植物胰岛素"，有助于减轻人体胰岛器官的负担。

黄瓜含糖量低，富含纤维素，能增加饱腹感，还有生津止渴的功效，对糖尿病患者而言，是不错的解饿食品。

冬瓜含有的有益成分有利尿祛湿的功效，还能抑制糖类转化为脂肪，防止体内脂肪堆积，适合肾病、糖尿病、高血压、冠心病患者食用。

丝瓜热量低，含糖量少，并且可以延缓餐后血糖升高的速度，有利于糖尿病患者控制餐后血糖。丝瓜中还含有丰富的膳食纤维，能增加饱腹感，从而帮助糖尿病患者控制饮食。

香菇中含有较丰富的硒，具有抗氧化、保护机体组织的功能，能降低血糖，改善糖尿病症状。

金针菇中含有较多的锌，锌参与胰岛素的合成与分泌，能调节血糖，适合糖尿病患者食用。

水果类

对于吃水果，很多糖尿病患者都很纠结，一方面难以抵御水果的美味诱惑，另一方面又担心水果含糖太多，不利于血糖的控制。水果中主要含有维生素、矿物质、膳食纤维以及葡萄糖、果糖等碳水化合物，还有胡萝卜素、花青素、黄酮类物质等有益健康的植物成分，可以提供人体所需的很多营养素。糖尿病患者可根据血糖控制水平，选择合适的水果适量食用。

樱桃中含有的有效成分是一种抗氧化剂，能改善血管壁弹性，从而预防糖尿病并发症的发生。樱桃升糖指数低，能帮助控制血糖。

柚子的升糖指数低，能控制血糖升高。鲜柚肉中含有铬，可帮助胰岛素促进葡萄糖进入细胞内，调节血糖水平。柚子生津止渴，能改善糖尿病患者口渴多饮的症状。

橘子富含类胡萝卜素，类胡萝卜素是一种抗氧化剂，能降低糖尿病患者患动脉硬化的风险，且橘子的升糖指数低，所以糖尿病患者也可食用。

苹果所含的果胶，能预防胆固醇增高，降低血糖。苹果中的膳食纤维，可调节机体血糖水平，预防血糖骤升骤降。

火龙果具有高纤维、低糖分、低热量的特性，适合糖尿病、高血压、高胆固醇、高尿酸的患者食用。

草莓热量较低，可防止餐后血糖值迅速上升，不会增加胰腺的负担。草莓富含维生素和矿物质，具有辅助降糖的功效。

木瓜含有蛋白质分解酶，有助于分解蛋白质和淀粉，降低血糖。此外，木瓜含有的有益成分，还有助于糖尿病患者增强体质。

李子可清肝热、生津、利尿，富含矿物质和多种维生素，适合虚劳有热型糖尿病患者食用。

猕猴桃中的肌醇是天然糖醇类物质，对调节糖代谢很有好处。猕猴桃含有维生素C等多种维生素，属于膳食纤维丰富的低脂肪食品，适合糖尿病患者食用。

菠萝中的膳食纤维可以促进排便。菠萝的升糖指数为中等，能改善餐后血糖水平，增加饱腹感。

西瓜不含胆固醇，且水分多，热量低，适合糖尿病患者，但一定要控制食用量。

山楂含有丰富的钙、维生素C、胡萝卜素、黄酮类物质、胆碱等，有助于血管健康。

杨桃水分多，热量低，有清热解毒、消滞利咽、通便等功效，有助于降低血糖，适合糖尿病患者食用。

橙子的含糖量低，有助于预防糖尿病，增强抵抗力，对糖尿病患者的口渴症状也有改善效果。

石榴中含有铬元素，铬在糖和脂肪的新陈代谢中起着重要作用，有益于糖尿病患者。石榴中的抗氧化物，有益于降低因糖尿病而造成的心血管疾病的风险。所以，糖尿病患者平时可适量吃石榴。

肉蛋类、水产类

肉类是人体蛋白质的主要来源之一，与植物蛋白相比，动物蛋白更接近于人体蛋白，更容易被人体消化、吸收和利用，而且肉类富含人体必需的氨基酸、维生素和微量元素。另外，肉类含热量较高，饱腹感明显，有利于主食的控制。很多人都有这种体会，只吃素食就容易饿，吃了肉就不容易饿。因此，适量地吃肉对糖尿病患者是有利的，这也是糖尿病患者饮食管理中比较重要的一环。

鸭肉中的脂肪主要是不饱和脂肪酸，有助于降低胆固醇，对糖尿病患者有保健作用，还有助于预防糖尿病并发血管疾病。

牛肉中锌含量很高，能提高胰岛素合成的效率。牛肉中的硒也可促进胰岛素的合成。

驴肉中氨基酸含量丰富，而且驴肉中氨基酸构成比较全面，能营养胰岛细胞，改善胰腺功能，促进胰岛素的分泌，调节血糖水平。

鸡肉中的蛋白质含量高，而且消化率高，容易被人体吸收利用，可以增强体力，对糖尿病患者有很好的补虚功效。

鸽肉是糖尿病患者补充优质蛋白质的重要肉食之一，能补肝益肾、益气补血，适合消瘦型糖尿病患者及并发高血压、血脂异常、冠心病的患者食用。

鸡蛋中含有较多的维生素 B_2，具有分解脂肪，维持脂类正常代谢的作用，可以预防动脉硬化，防治心血管疾病，所以非常适合糖尿病合并心血管疾病的患者食用。

带鱼中的脂肪多为不饱和脂肪酸，具有降低胆固醇的作用，对糖尿病患者有益。

黄鳝对于糖尿病有很好的辅助调养疗效。黄鳝中所含的有效物质可以控制血糖水平，并能够调节血糖的浓度，对于糖尿病患者十分有益。另外，黄鳝富含硒元素，硒对胰岛 β 细胞有很好的保护作用。

鲫鱼所含蛋白质较全而且优质，容易被消化吸收，是糖尿病、肝肾疾病、心脑血管疾病患者良好的蛋白质来源。

鲤鱼含有丰富的镁，利于降糖，保护心血管，能有效预防糖尿病性脑血管疾病、血脂异常、心血管疾病。

鳕鱼有助于降低糖尿病患者血液中胆固醇、三酰甘油和低密度脂蛋白的含量，降低糖尿病并发心脑血管疾病的发生概率。

蛤蜊属于贝类，贝类有高蛋白、低脂肪的特点。蛤蜊含有较为丰富的硒，硒是一种对糖尿病患者很重要的元素，适量食用可促进糖代谢。

锌跟胰岛素联结成复合物，可以调节和延长胰岛素的降血糖作用。牡蛎中含锌量很高，食用后可增加胰岛素的敏感性，辅助治疗糖尿病。

三文鱼含 Ω-3 不饱和脂肪酸较多，能改善人体的胰岛功能，减少患 2 型糖尿病的可能性，尤其适合肥胖人群。

金枪鱼肉含有较多的 Ω-3 不饱和脂肪酸，可改善胰岛功能，增强人体对糖的分解、利用能力，维持糖代谢的正常状态，是适合糖尿病患者的肉类食品。

坚果类、油脂类

很多糖尿病患者在知道自己患病后就开始注意饮食，除了要尽量远离高糖食物外，吃脂类食物时也要注意。坚果如腰果、杏仁、核桃、榛子，食用油如橄榄油、茶油、葵花子油等都是脂类食物的代表。对于糖尿病患者来说，吃这类食物时，不但要控制总量，同时还要兼顾各类脂肪酸的摄入。

西瓜子中含有丰富的锌，可以增加机体对胰岛素的敏感性，对于糖尿病患者的血糖控制有一定的好处。西瓜子含有较为丰富的维生素 B_1，能够预防糖尿病患者发生周围神经功能障碍。西瓜子生吃或者煮熟吃都是可以的，还有健脾利胃的功效。

腰果营养丰富，富含维生素 B_1、维生素 B_2、维生素 B_6、维生素 E 和镁等，对糖尿病患者来说，这些都是降血糖的有益营养物质，有助于改善血糖和胰岛素水平。

黑芝麻含大量天然维生素 E，能增强亚油酸的功能，预防动脉粥样硬化，对心脏病、高血压、糖尿病、肥胖症等均有预防和缓解作用。

杏仁富含蛋白质、钙、单不饱和脂肪酸、维生素 E，适量食用有利于预防心脏病和糖尿病，还有减肥的功效。

板栗脂肪含量低，且可溶性膳食纤维含量较高，能减轻对胰岛素分泌的刺激，增加胰岛素与胰岛素受体的结合，将血糖维持在较低水平。

核桃含有丰富的营养成分，有磷脂、蛋白质、不饱和脂肪酸、微量元素、维生素 E 等。其中，磷脂对脑神经有良好的保护作用，维生素 E 有抗氧化的作用，微量元素锌、铬等有助于控制糖尿病的病情，维持正常的血糖水平。

榛子富含人体不能自身合成的不饱和脂肪酸和镁元素，一方面可以促进胆固醇的代谢，另一方面可以软化血管，维持毛细血管的健康，从而预防高血压、动脉硬化等心血管疾病，降低糖尿病并发症的发生概率，是糖尿病患者的理想食物。

研究表明，适量食用花生有利于糖尿病的控制，因为花生所含的油脂成分能增强胰岛素的敏感性，有利于血糖的降低。

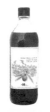

橄榄油中富含单不饱和脂肪酸，能调节和控制血糖水平，改善糖尿病患者的脂质代谢，是糖尿病患者较好的脂肪补充来源。适量食用橄榄油不仅是治疗糖尿病的一个辅助手段，也有助于防止和延缓该病的发生。糖尿病患者可以在做凉拌菜时滴入适量的橄榄油。

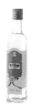

茶油，又名山茶油、山茶子油，其中含有较高的单不饱和脂肪酸，可降低糖尿病患者的空腹血糖和餐后 2 小时血糖，适量食用有助于改善糖尿病患者的胰岛素抵抗，对糖尿病有很好的防治效果。

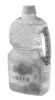

富含亚油酸的葵花子油被称为"人体清道夫"。葵花子油富含维生素 E，具有很好的抗氧化功能，长期食用有助于延缓衰老，使肌肤润泽，富有弹性。常食葵花子油还具有润肺、补虚、降血脂等功效。

药食同源

中医认为，中药治疗糖尿病不仅可以协助降低血糖，减少药物依赖，还能对糖尿病前期进行干预，治疗轻至中度2型糖尿病。对于血糖控制良好但症状缓解不明显的糖尿病患者，可以选择用中药治疗，有助于预防和治疗早期慢性并发症。常用的可以用于辅助治疗糖尿病的中药有西洋参、人参、黄芪、莲子、枸杞子、葛根等。

在日常生活中，西洋参是一种非常滋补的良药，具有调节中枢神经、保护心血管等作用，非常适合糖尿病合并心血管疾病的患者食用。

人参中含有一种皂苷类物质，具有降低血糖、控制脂肪分解的作用，还能促进人体释放胰岛素，合理食用可起到辅助治疗糖尿病的作用。

黄芪中的多糖可以促进胰岛素的释放，有降低血糖、调节免疫力、保护心脏和肾脏等作用，糖尿病患者可合理食用。

莲子中含有丰富的镁，有利于增强心血管的弹性，促进胰岛素作用的发挥，适量食用对糖尿病的多尿症状也有一定的疗效。莲子还含有丰富的蛋白质、碳水化合物、维生素和钙、铁、锌等微量元素，对人体也多有益处。

枸杞子中的多糖能增强2型糖尿病患者胰岛素的敏感性，改善胰岛素功能，并能防止餐后血糖升高，提高糖耐量。

葛根具有降血脂、降血压、降血糖的功效，可帮助糖尿病患者预防冠心病等心脑血管并发症的发生。葛根中的葛根素是一种天然降糖成分，能促进胰岛素分泌，让人体的血糖指数处于正常状态。

桔梗有祛痰、止咳、宣肺、排脓的功效。桔梗还含有黄酮类、酚类化合物以及多种皂苷成分，具有较为明显的降糖、降低胆固醇的功效，对糖尿病并发高血压、高脂血症有较好的预防作用。

玉米须对降血糖有非常好的作用，有助于稳定血糖，还有助于减少降血糖药物的一些副作用。玉米须煮水喝具有较好的降血压、降血糖的功效，对预防高血压、动脉硬化等心血管疾病有好处。

生地黄具有清热凉血、养阴生津的功效，切合糖尿病阴虚燥热的病机，临床常以地黄配伍人参、知母等同用，着眼于调整糖尿病患者阴阳、气血的失衡。

黄连有降血糖、降血压的功效，还有降低血清胆固醇、消炎、解毒的功效。黄连中的成分能促进 2 型糖尿病患者的胰岛 β 细胞再生，可有效降低血糖浓度，合理使用可起到辅助治疗糖尿病的作用。

玉竹质润多液，能养阴润燥、润肠通便，具有降血糖、调血脂和抗脂质过氧化作用，可明显改善糖尿病的糖脂代谢紊乱。

茯苓含有丰富的不溶性膳食纤维，具有利尿、健脾化湿、减肥降糖的功效，对 2 型糖尿病患者有帮助。糖尿病患者要酌量食用，注意与主食、蔬菜合理搭配。

金银花具有清热解毒、疏散风热、消暑除烦的作用。金银花中含有一种成分，能够修复损伤的胰岛 β 细胞，改善机体的胰岛素抵抗，激活受体，增强受体对胰岛素的敏感性。

主食

凉拌荞麦面

荞麦的升糖指数低，用荞麦代替主食，有利于控制血糖。荞麦还含有芦丁，可降低血脂和胆固醇，软化血管，对糖尿病并发高脂血症的防治很有益处。荞麦中的某些黄酮类成分、锌、维生素 E 等，具有改善人体葡萄糖耐量的功效。

》热量数值：约 2110.7 千焦

材料及做法

- **材料：**荞麦面条 100 克，鸡蛋 1 个，海苔、豆瓣酱、葱、盐各适量，橄榄油 10 毫升。

- **做法：**1. 水烧开后，放入荞麦面条，煮熟，然后捞起沥干水分备用。2. 鸡蛋打散并煎成薄片，冷后切丝；海苔剪成细丝；葱切葱花。3. 另起锅烧油，加豆瓣酱、盐、适量清水，在锅内烧开做成淋汁。4. 将荞麦面盛盘，加入蛋丝、海苔丝，撒上葱花，再淋上汁便可食用。

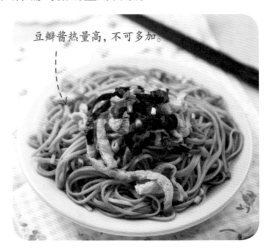
豆瓣酱热量高，不可多加。

燕麦面条

燕麦的膳食纤维可以延缓糖的释放，防止餐后血糖急剧升高，使机体尽管只有较少的胰岛素也能维持代谢。燕麦还有润肠通便、改善血液循环、控制体重的功效。

》热量数值：约 1839.4 千焦

材料及做法

- **材料：**燕麦面 100 克，黄瓜丝、白萝卜丝各 50 克，葱花、盐、醋、蒜蓉、酱油各适量，香油 5 毫升。

- **做法：**1. 燕麦面倒进盆里，拿开水烫面，制成面团，揪小一点的剂子，搓成细条。2. 将制好的燕麦面条摆放在笼屉中，蒸熟。3. 把蒜蓉、酱油、盐、醋、香油倒在小碗里，调成汁。4. 把面条取出，拌散，放在碗里，放黄瓜丝、白萝卜丝、葱花，淋上汁，拌匀即可。

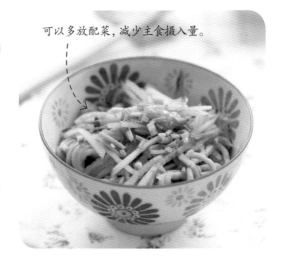
可以多放配菜，减少主食摄入量。

小米贴饼

小米中含有维生素 B_1，对糖尿病患者的手、足和视觉神经均有保护作用，有益于调节血糖水平。小米具有健脾和胃、改善消化不良、滋补身体的功效，对身体虚弱、脾胃不佳的糖尿病患者有很好的调补作用。

》 **热量数值：** 约 1855.4 千焦

材料及做法

材料： 小米 100 克，黄豆粉 20 克，酵母粉、盐各适量。

做法： 1.将小米、黄豆粉和酵母粉一起加水搅拌成糊，再放入盐拌匀。2.取面糊揉圆后贴在锅中按瘪，待一面可轻松晃动后再翻另一面烤熟。

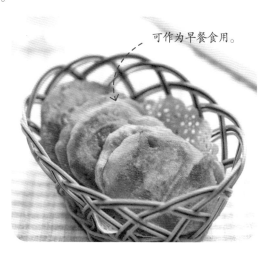

可作为早餐食用。

西葫芦饼

西葫芦中有一种有效物质可以让血糖上升的速度被延缓，尤其是血糖持续上升的患者，常吃西葫芦，可以稳定血糖。另外，西葫芦含有较为丰富的膳食纤维，且升糖指数低，能够起到辅助控制血糖的功效。

》 **热量数值：** 约 2562.2 千焦

材料及做法

材料： 玉米面 100 克，小麦粉 50 克，鸡蛋 1 个，西葫芦丝、盐、酵母粉、植物油各适量。

做法： 1.将除植物油以外的所有材料加水搅拌成糊，面糊发酵至表面有气泡。2.在平底锅上刷薄薄的一层植物油，用小火将面糊煎熟即可。

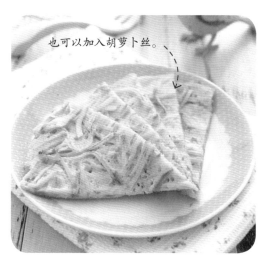

也可以加入胡萝卜丝。

黑米面馒头

黑米含膳食纤维较多, 且淀粉消化速度比较慢, 食用后不会造成血糖的剧烈波动, 很适合做糖尿病患者的主食。黑米中的硒可以调节体内糖类的正常代谢, 减少动脉硬化等血管并发症的发病率。黑米适合脾胃虚弱、体虚乏力的糖尿病患者食用。

>> **热量数值:**
约 2171.5 千焦

材料
- 黑米面 50 克
  小麦粉 100 克
  酵母粉适量

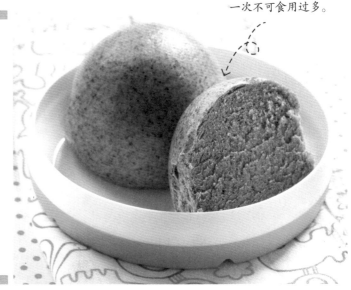

一次不可食用过多。

做法

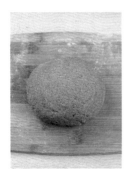

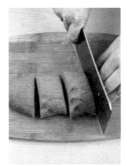

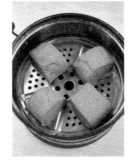

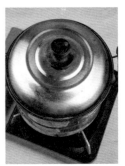

1 揉成面团
将小麦粉、黑米面和酵母粉混合, 加入水, 揉成光滑的面团, 放在温暖处发酵。

2 做成面坯
将发酵好的面团取出, 用手反复揉10分钟后搓成长条, 切成面块。

3 醒发面坯
将蒸锅注水, 将面坯摆在蒸屉上, 盖上盖, 醒发20分钟。

4 开火蒸熟
醒发后先开大火烧15分钟, 再转中火烧开蒸25分钟, 关火, 再虚蒸5分钟即可。

大碗烩莜面

莜麦蛋白质含量较高，含有人体必需的多种氨基酸，而且氨基酸的组成较平衡。莜麦是糖尿病患者较好的食品。莜麦可降糖，常食可补充各种营养素；莜麦中含有较多的亚油酸，具有降低血液胆固醇的作用。

》 热量数值：
约 2109.4 千焦

材料

鸡肉 50 克
莜面条 100 克
鸡汤 200 毫升
香油 5 毫升
青椒适量
葱适量
盐适量
醋适量
白胡椒粉适量

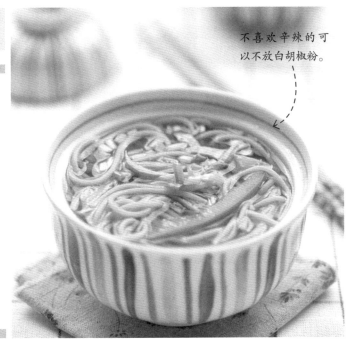

不喜欢辛辣的可以不放白胡椒粉。

做法

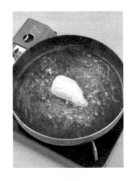

1 处理食材
将鸡肉放入锅中煮熟，捞出，放凉。

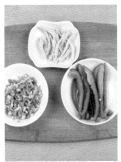

2 处理食材
将鸡肉、青椒切丝，葱切末，备用。

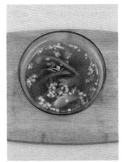

3 调汁备用
取大碗，放入鸡肉丝、葱末、青椒丝、盐、醋、白胡椒粉、香油，浇入鸡汤，调匀。

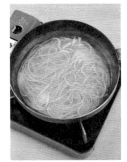

4 煮面浇汁
把莜面条煮熟，捞入汤碗中拌匀即可。

西红柿面疙瘩汤

将西红柿加入面疙瘩汤中，不仅可以为糖尿病患者补充能量，而且酸甜可口，营养美味。相比于小麦粉，荞麦面粉更有利于糖尿病患者控制血糖

》 热量数值：
约 1939.2 千焦

材料

🥄 荞麦面粉 100 克
西红柿 100 克
鸡蛋 1 个
盐适量

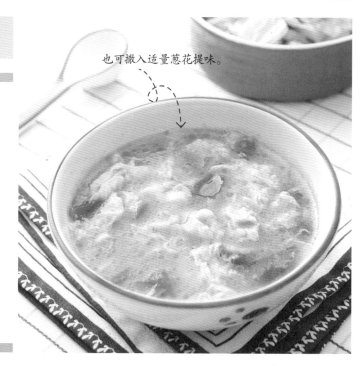

也可撒入适量葱花提味。

做法

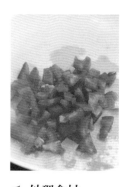

1 处理食材
将西红柿洗净、去皮、切成小块，鸡蛋打散放入碗中。

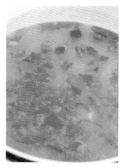

2 煮汤备用
将切好的西红柿块加入适量清水煮开。

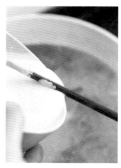

3 拨入面块
将和好的荞麦面拨入汤中成疙瘩状，煮开。

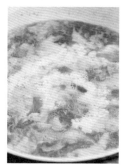

4 淋上蛋液
开锅后，淋入鸡蛋液，待鸡蛋液凝固成鸡蛋花，加盐调味即可。

菠菜三文鱼饺子

三文鱼含 Ω-3 不饱和脂肪酸较多，可改善人体的胰岛功能，减少患 2 型糖尿病的可能性，尤其适合肥胖型糖尿病患者食用。菠菜中含有较多的类胡萝卜素及铬等微量元素，并含有膳食纤维，能稳定血糖。

》 热量数值：
约 1807.0 千焦

材料

三文鱼 50 克
菠菜 50 克
小麦粉 100 克
盐适量
胡椒粉适量
姜末适量
淀粉适量

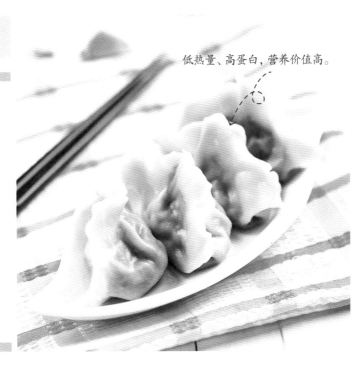

低热量、高蛋白，营养价值高。

做法

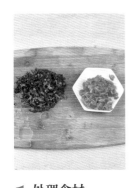 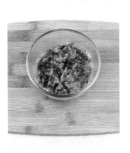 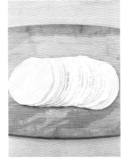 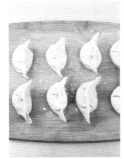

1 处理食材
三文鱼洗净、去骨，切丁；菠菜择洗干净，切末。

2 调馅备用
在三文鱼丁中加入盐、胡椒粉、姜末、清水、淀粉搅拌至黏稠，再加入菠菜碎末搅拌均匀。

3 制作饺子皮
将小麦粉加盐 2克，与适量水混合揉成面团，做成饺子皮。

4 包成饺子
用做好的三文鱼馅料包成饺子，下锅煮熟即可。

炒莜面鱼儿

莜麦含有人体必需的多种氨基酸，并且含有较多的亚油酸，是人体不能合成的必需脂肪酸，能预防动脉粥样硬化。但莜面不容易消化，晚餐不宜多吃，每顿量要控制好。

》热量数值：
约 2190.0 千焦

材料

莜面 100 克
胡萝卜 100 克
香菇（干）5 克
植物油 10 毫升
葱末适量
姜末适量
干辣椒适量
盐适量

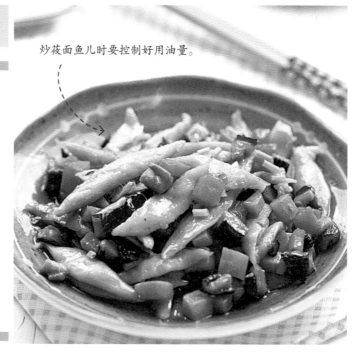

炒莜面鱼儿时要控制好用油量。

做法

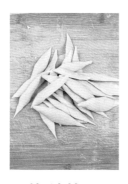 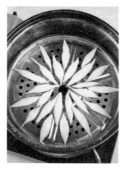 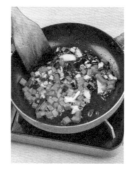 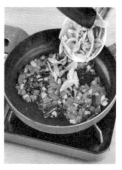

1 处理食材
胡萝卜、泡发好的香菇切丁；用开水将莜面粉和成面团，搓成细长条，呈小鱼儿状。

2 蒸面鱼儿
将搓好的面鱼儿平铺在蒸屉中，大火蒸 8 分钟，取出备用。

3 爆香锅底
另起锅，放入植物油，先爆香葱末、姜末、干辣椒，再将胡萝卜丁、香菇丁倒入锅中翻炒。

4 下锅翻炒
翻炒均匀后放入莜面鱼儿，并调入适量盐，炒匀装盘即可。

裙带菜土豆饼

裙带菜含有的有效成分可降低血糖，对糖尿病患者有益；其含有特殊的褐藻胶，可降低血压，降低胆固醇，预防动脉硬化。土豆满足了人体对优质淀粉和蛋白质的需求，非常适合作为糖尿病患者的正餐主食。但是土豆的碳水化合物含量偏高，糖尿病患者需要严格控制一次的食用量。

》热量数值：
约 633.3 千焦

材料
- 裙带菜 15 克
  土豆 100 克
  淀粉 20 克
  植物油 5 毫升
  盐适量

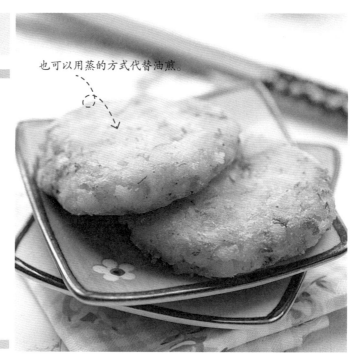

也可以用蒸的方式代替油煎。

做法

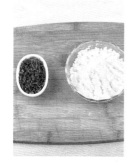

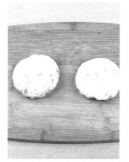

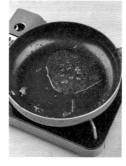

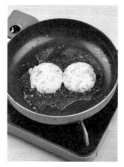

1 处理食材
裙带菜用热水烫过，切碎；土豆煮熟，去皮，趁热压成土豆泥。

2 制作土豆饼坯
在土豆泥中加入裙带菜碎和盐搅拌均匀，做成饼状，均匀地沾上淀粉。

3 热油备用
平底锅中倒入植物油烧热。

4 煎土豆饼
将沾上淀粉的土豆饼坯煎至两面金黄即可。

红小豆糙米饭

人体消化、吸收糙米中的淀粉的速度较慢，因而食用糙米能很好地控制血糖。糙米中的锌、铬、锰、钒等微量元素有利于提高胰岛素的敏感性，对糖耐量受损的人很有帮助。

>> **热量数值：** 约 1879.6 千焦

材料及做法

🥘 **材料：** 糙米 100 克，红小豆 25 克。

🍲 **做法：** 1. 将糙米、红小豆分别淘洗干净。
2. 将两者一起倒入高压锅内，加入适量清水，盖上锅盖，以中火煮熟即可。

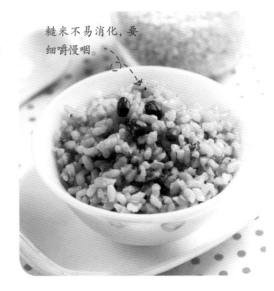

糙米不易消化，要细嚼慢咽。

全麦饭

全麦饭中的几种粗粮含有丰富的 B 族维生素、维生素 E、钙等成分，且富含膳食纤维，非常适合糖尿病患者作为主食食用。

>> **热量数值：** 约 1441.4 千焦

材料及做法

🥘 **材料：** 大麦、荞麦、燕麦、小麦、大米各 20 克。

🍲 **做法：** 1. 将所有材料浸泡 2 小时。
2. 浸泡好后放入电饭煲中，加适量水煮成饭即可。

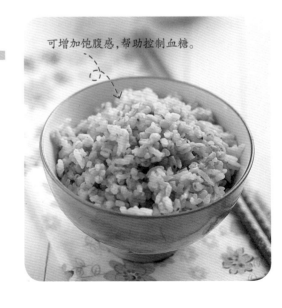

可增加饱腹感，帮助控制血糖。

葱香莜麦面

莜麦中含有皂苷和亚油酸，能有效降低胆固醇，预防心脏病，很适合老年糖尿病患者食用。

》 热量数值： 约 1179.0 千焦

材料及做法

材料： 莜麦面条 75 克，葱花、蒜末、盐、醋、酱油、香油各适量。

做法： 1.将莜麦面条煮熟过冷水，沥干水分。2.加入葱花、蒜末、盐、醋、酱油、香油调匀即可食用。

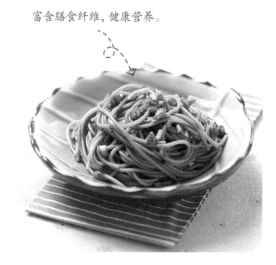

富含膳食纤维，健康营养。

玉米面发糕

玉米面含有丰富的营养素，保留了玉米的营养成分和调理功能，并且改善了粗粮面食品口感不好和不易消化的缺点，适合糖尿病患者食用。

》 热量数值： 约 1465.0 千焦

材料及做法

材料： 小麦粉、玉米面各 50 克，红枣、酵母粉各适量。

做法： 1.将小麦粉、玉米面混合均匀；酵母粉溶于温水后倒入混合面粉中，揉成均匀的面团。2.将面团放入蛋糕模具中，放温暖处饧发至 2 倍大。3.红枣洗净，加水煮 10 分钟；将煮好的红枣嵌入发好的面团表面，入蒸锅。4.开大火，蒸 20 分钟，立即取出，取下模具，切成块即可。

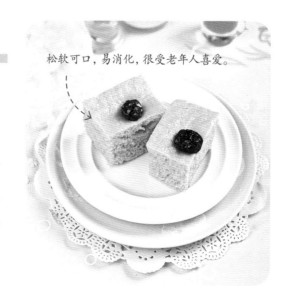

松软可口，易消化，很受老年人喜爱。

玉米面窝头

经常吃点粗粮对身体是很有好处的，可以补充长期以来吃精粮而造成的营养不全面。进食粗粮，还有助于改善食欲，使人胃口大开。

>> **热量数值：**
约 2930.0 千焦

材料

玉米面 100 克
小麦粉 100 克
酵母粉适量
牛奶适量

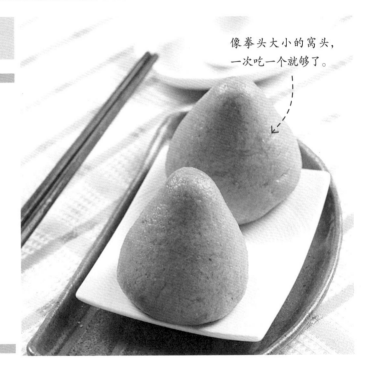

像拳头大小的窝头，一次吃一个就够了。

做法

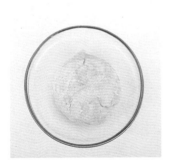

1 和面备用
把小麦粉、酵母粉、牛奶和适量的水倒入玉米面中搅拌均匀，和成用手可以握成团的程度即可。

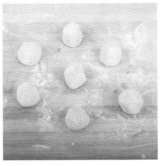

2 制作窝头坯
用手抓起一块面团捏成圆团，底部用拇指捏出窝。

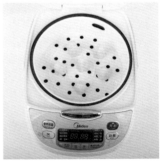

3 上锅蒸熟
做好的窝头凉水上锅，大火蒸制 20 分钟即可。

豆腐馅饼

豆腐不仅营养丰富，且容易消化，热量也低，很适合糖尿病患者食用。而且豆腐为补益、清热的养生食品，常食可补中益气、清热润燥、生津止渴。

》 热量数值： 约 1769.6 千焦

材料及做法

- **材料：** 小麦粉 100 克，豆腐 80 克，白菜 50 克，姜末、葱末、盐、植物油各适量。

- **做法：** 1. 将豆腐、白菜洗净，切碎后加入姜末、葱末、盐调成馅。2. 小麦粉加水和成面团，分 10 等份，擀成面皮；馅分 5 份，两张面皮中间放 1 份馅，捏紧。3. 将平底锅烧热，倒入适量植物油，将馅饼煎至两面金黄即可。

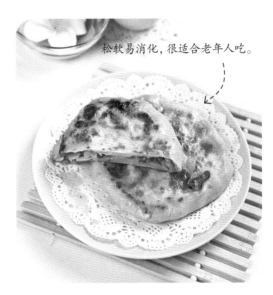

松软易消化，很适合老年人吃。

杂粮饭

杂粮饭就是利用各种杂粮，经过合理的营养搭配烹煮成的饭食。杂粮饭烹饪方式简单，营养丰富，不仅可以补肾活血、缓解胃肠压力，还有助于改善各种亚健康状况。杂粮饭的材料和配比没有固定标准，糖尿病患者可根据自身情况选择。

》 热量数值： 约 983.0 千焦

材料及做法

- **材料：** 红小豆、黑米、薏米、荞麦、燕麦、糙米各 10 克。

- **做法：** 1. 将所有材料洗净，浸泡一夜。2. 第二天淘洗干净再放入电饭煲中，加适量清水煮成饭即可。

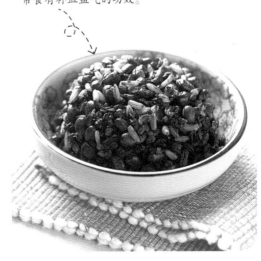

常食有补血益气的功效。

热菜

醋熘白菜

　　白菜热量低，富含膳食纤维，可以延缓餐后血糖上升，适合胃肠热滞、大小便不畅的糖尿病患者。白菜中的锌，可促进人体对钙的吸收，预防由糖尿病引起的骨质疏松。

》 热量数值： 约 483.6 千焦

材料及做法

🍲 **材料：** 白菜150克，干辣椒、蒜末、醋、盐各适量，植物油10毫升。

🍴 **做法：** 1.白菜洗净，用手撕开，备用。2.在锅内倒入适量植物油，放入蒜末、干辣椒煸炒。3.出香味后放入白菜，炒至七成熟。4.倒入醋、盐，炒均后出锅即可。

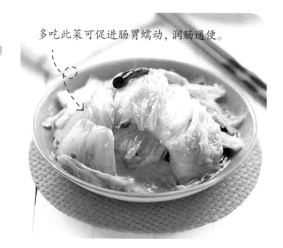

多吃此菜可促进肠胃蠕动，润肠通便。

莴笋炒山药

　　山药含有的有益成分可增加胰岛素分泌、改善受损的胰岛 β 细胞功能。山药含有蛋白质、钙、铁、钾等营养成分，是一种蛋白质含量高、糖分低的食物，有益气养血、补中健脾的功效，适合糖尿病患者食用。

》 热量数值： 约 647.1 千焦

材料及做法

🍲 **材料：** 山药50克，莴笋100克，胡萝卜50克，盐、胡椒粉、植物油各适量。

🍴 **做法：** 1.山药、莴笋、胡萝卜分别洗净，去皮，切长条，用开水焯一下。2.锅内放入植物油烧热，放入山药条、莴笋条、胡萝卜条，加盐、胡椒粉炒匀即可。

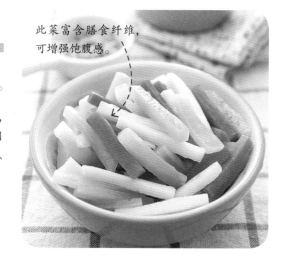

此菜富含膳食纤维，可增强饱腹感。

黄花菜炒黄瓜

黄瓜热量低、含水量高，适合糖尿病患者食用。黄瓜中所含的葡萄糖苷、果糖等不参与通常的糖代谢，故对血糖影响较小。

》热量数值：约 679.0 千焦

材料及做法

⊛ 材料：黄花菜 20 克，黄瓜 200 克，植物油、盐各适量。

⊛ 做法：1.黄瓜洗净，切片；黄花菜去硬梗洗净，焯水。2.锅中放植物油烧热，倒入黄花菜、黄瓜片，快速翻炒至熟透，加盐调味即可。

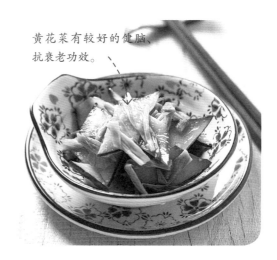

黄花菜有较好的健脑、抗衰老功效。

白灼芥蓝

芥蓝中的膳食纤维进入胃肠后，吸水膨胀，能延缓人体对食物中葡萄糖的吸收，降低胰岛素需求量，减轻胰岛细胞的负担，稳定餐后血糖。芥蓝还能降低胆固醇、软化血管，很适合糖尿病患者食用。

》热量数值：约 554.0 千焦

材料及做法

⊛ 材料：芥蓝 200 克，葱、姜、蒜、生抽各适量，植物油 10 毫升。

⊛ 做法：1.芥蓝洗净、切段后放入开水中焯熟，摆盘。2.将葱、姜、蒜切末。3.锅内放植物油，将葱末、姜末、蒜末倒入锅中爆香，再放入生抽调汁。4.将调味汁倒在芥蓝上即可。

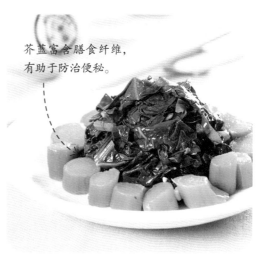

芥蓝富含膳食纤维，有助于防治便秘。

香菇烧竹笋

香菇富含硒，能改善糖尿病并发症症状；其含有的维生素 C 和 B 族维生素，有利于减缓糖尿病并发症的进程。竹笋含较多的膳食纤维，可延缓胃肠排空时间，使餐后血糖平稳。香菇烧竹笋的热量和升糖指数都很低，适合糖尿病患者食用。

》 热量数值： 约 386.2 千焦

材料及做法

💭 **材料：** 香菇（干）5 克，竹笋 150 克，水淀粉、酱油、姜、蒜、盐、植物油各适量。

🍽 **做法：** 1. 泡发的香菇洗净后切成两半；竹笋切成片状；姜、蒜切片。2. 把竹笋片、香菇块用水焯一下。3. 植物油烧热，放入姜片、蒜片煸炒后放入竹笋片、香菇块翻炒片刻；放入酱油翻炒均匀，倒入少量水，盖上盖改中火，待汁快收完时，勾水淀粉入锅中，加盐翻炒均匀即可。

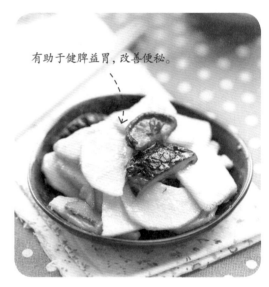

有助于健脾益胃，改善便秘。

蒜蓉空心菜

空心菜含有类似胰岛素的物质，可用于降低血糖并稳定血糖；其所含槲皮素的抗氧化能力很高，可有效清除血管中的自由基，保持血管的通畅与弹性；还含有大量的钾离子，有助于降低血压。

》 热量数值： 约 194.0 千焦

材料及做法

💭 **材料：** 空心菜 200 克，蒜末、盐、植物油、香油各适量。

🍽 **做法：** 1. 将空心菜择洗干净，切段，沥干水分。2. 炒锅置大火上，加植物油烧至七成热时，放入蒜末炒香。3. 下空心菜炒至刚断生，加盐翻炒。4. 淋香油，装盘即可。

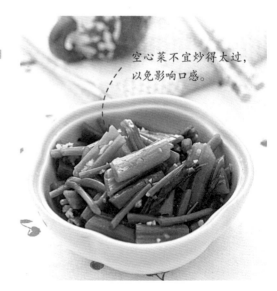

空心菜不宜炒得太过，以免影响口感。

苦瓜炒胡萝卜

苦瓜含有一种类胰岛素物质，可以降低血糖，故有些人把苦瓜称为"植物胰岛素"。苦瓜和胡萝卜搭配食用，颜色鲜艳营养好。

>> **热量数值：** 约 651.6 千焦

材料及做法

- **材料：** 苦瓜、胡萝卜各100克，葱花、盐各适量，植物油10毫升。

- **做法：** 1.苦瓜洗净，纵向切成两半，去瓤，切片，焯水。2.胡萝卜削皮洗净，切成薄片。3.锅内加植物油烧热，放入苦瓜片和胡萝卜片，大火快炒5分钟。4.加入盐，转中火炒匀，盛出撒上葱花即可。

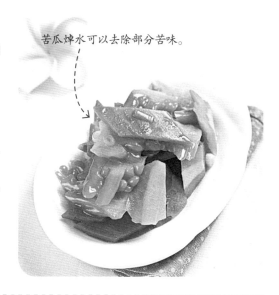

苦瓜焯水可以去除部分苦味。

炒二冬

冬菇能降低胆固醇，而冬瓜能阻止体内脂肪堆积，二者合用有利于减肥降脂。冬瓜润肠通便，还可辅助治疗糖尿病合并便秘。这道菜营养丰富，非常适合糖尿病患者食用，但需注意在炒的时候宜少油少盐。

>> **热量数值：** 约 233.0 千焦

材料及做法

- **材料：** 冬瓜200克，冬菇（干）5克，葱、姜、盐、水淀粉各适量，植物油10毫升。

- **做法：** 1.冬瓜洗净去皮，切成小块；冬菇水发后切成薄片，放入沸水中焯一下；葱、姜切丝备用。2.锅内放植物油烧至五成热，放入葱丝、姜丝煸炒出味。3.下入冬瓜块、冬菇片，翻炒片刻，加盐调味。4.用水淀粉勾芡即可。

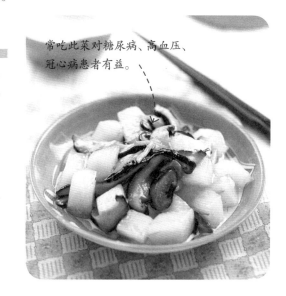

常吃此菜对糖尿病、高血压、冠心病患者有益。

鲫鱼炖豆腐

　　鲫鱼所含蛋白质齐全且优质，容易被消化吸收，是糖尿病患者良好的蛋白质来源。鲫鱼还有调补的功效，可以调补老年糖尿病患者虚弱的体质。豆腐富含膳食纤维，能延缓人体对糖的吸收，有助于降低血糖，是糖尿病患者的理想食品。

》 热量数值：
约 941.6 千焦

材料

- 鲫鱼 100 克
  南豆腐 50 克
  植物油 10 毫升
  葱花适量
  姜片适量
  料酒适量
  盐适量

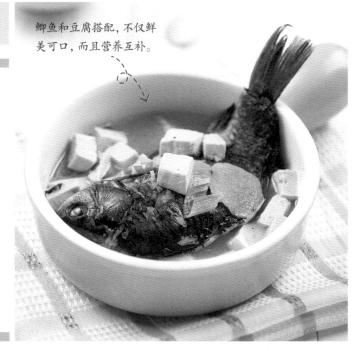

鲫鱼和豆腐搭配，不仅鲜美可口，而且营养互补。

做法

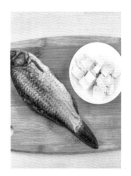

1 处理食材
南豆腐洗净切块；鲫鱼去鳞及内脏，洗净。

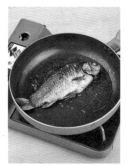

2 热锅煎鱼
炒锅倒入少许植物油，上火烧热，放入鱼煎至两面皮略黄。

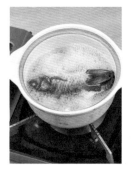

3 下锅烧汤
将鱼、清水、豆腐块放入砂锅内，加入料酒、姜片，大火烧开。

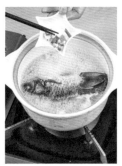

4 小火慢煲
改小火煲1小时，加入少许盐、葱花即可。

山药枸杞子煲苦瓜

山药与苦瓜同食，具有减肥、降血糖的功效。枸杞子中的多糖，能增强2型糖尿病患者胰岛素的敏感性，降低血糖水平，并能防止餐后血糖升高，提高糖耐量。山药热量并不是很低，所以建议适量食用，并相应减少主食的量。

》热量数值：
约 464.5 千焦

材料

猪瘦肉 50 克
苦瓜 50 克
山药 50 克
枸杞子适量
鸡汤适量
盐适量
白胡椒粉适量
葱适量
姜适量
植物油适量

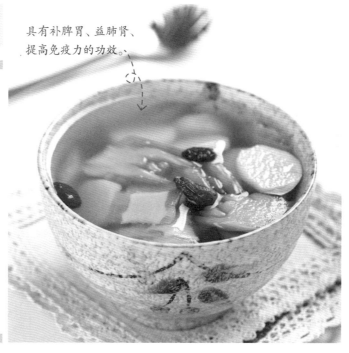

具有补脾胃、益肺肾、提高免疫力的功效。

做法

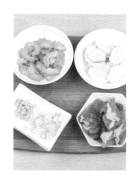

1 处理食材
山药切片；苦瓜去皮、瓤，切片；猪瘦肉切片；葱、姜切末。

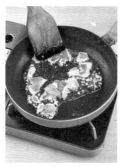

2 下锅翻炒
锅中放植物油烧热，将肉片、葱末、姜末放入一起煸炒。

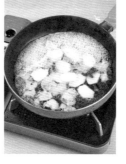

3 加汤烧开
待炒出香味后加入适量鸡汤，放入山药片、枸杞子以及盐、白胡椒粉，用大火煮。

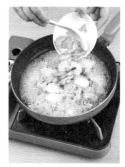

4 下锅翻炒
待水开后改用中火煮，10分钟以后再放入苦瓜片稍煮片刻即可。

香菇炒芹菜

　　微量元素硒具有抗氧化、保护机体组织的功能，而香菇中含有较丰富的硒，能降低血糖，改善糖尿病症状。芹菜富含膳食纤维，能减缓消化道对糖的吸收，有降血糖的作用；芹菜中的黄酮类物质，可改善微循环，促进糖在肌肉和组织中的转化。

》 **热量数值：** 约 609.6 千焦

材料及做法

● **材料：** 香菇 50 克，芹菜 200 克，姜、水淀粉、酱油、盐各适量，植物油 10 毫升。

● **做法：** 1. 香菇洗净后切片；芹菜择洗干净，切成斜片；姜切丝。2. 将香菇片、芹菜片一同放入沸水锅中焯透，捞出，控干水。3. 锅中放植物油烧热，放姜丝爆香，下香菇片、芹菜片煸炒。4. 加酱油、盐，用水淀粉勾芡，翻炒均匀，出锅盛入盘内即可。

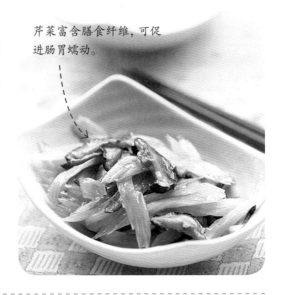

芹菜富含膳食纤维，可促进肠胃蠕动。

双耳炒黄瓜

　　银耳中含有的有效成分对提高胰岛素降糖活性有明显作用。银耳与木耳一起食用，滋阴补肾，活血化瘀，可预防糖尿病患者的眼底出血症状。黄瓜热量低，含水量高，适合糖尿病患者食用。

》 **热量数值：** 约 544.6 千焦

材料及做法

● **材料：** 木耳（干）、银耳（干）各 5 克，黄瓜 100 克，葱、姜、盐各适量，植物油 10 毫升。

● **做法：** 1. 银耳和木耳分别泡发，撕成小朵焯水，沥干；黄瓜洗净切片；葱、姜切丝备用。2. 锅置火上，倒入植物油烧热，放入葱丝、姜丝，炒出香味，放入木耳、银耳翻炒。3. 放入黄瓜片，加盐炒熟即可。

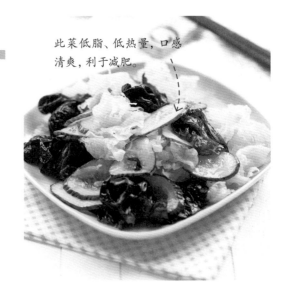

此菜低脂、低热量，口感清爽，利于减肥。

彩椒炒玉米

青椒中含有的硒能防止胰岛 β 细胞被氧化破坏,促进糖分代谢,降低血糖和尿糖,改善糖尿病患者的症状,起到辅助调节血糖的作用。玉米含有的铬对糖类的代谢起着重要作用,可增加胰岛素的效能,促进机体利用葡萄糖,是胰岛素的加强剂。

》热量数值: 约 992.6 千焦

材料及做法

材料: 鲜玉米粒 200 克,青椒、红椒各 20 克,盐、植物油各适量。

做法: 1.将鲜玉米粒洗净沥干。2.青椒、红椒洗净,切丁。3.锅中放植物油烧热,加入玉米粒炒至断生。4.放入青椒、红椒翻炒片刻,加盐调味即可。

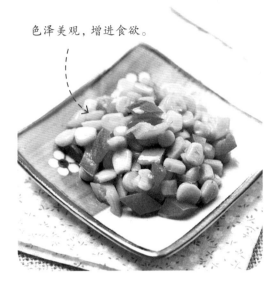

色泽美观,增进食欲。

平菇炒莴笋

莴笋中的钾离子含量较为丰富,具有预防糖尿病并发症的作用。平菇中含有膳食纤维和木质素,可吸收余下的胆固醇、糖分,与莴笋同食,降压、去脂、降糖效果更佳。

》热量数值: 约 244.5 千焦

材料及做法

材料: 平菇、莴笋各 150 克,葱、姜、盐、料酒、植物油各适量。

做法: 1.平菇去蒂洗净,切片;葱、姜洗净,切末备用。2.莴笋去外皮、叶,洗净切片,放入沸水中焯一下,捞出。3.锅中放植物油烧至六成热,爆香葱末、姜末,加入莴笋片、平菇片翻炒。4.加入料酒、盐炒匀即可。

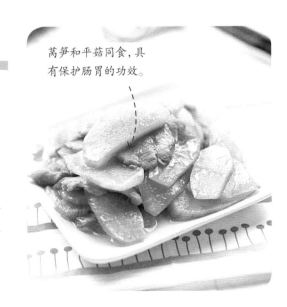

莴笋和平菇同食,具有保护肠胃的功效。

香菇炒青菜

香菇中的有效成分，具有降血糖、降血脂、维护血管的功能，加上它含有丰富的膳食纤维，经常食用还能降低血液中的胆固醇。青菜不但是低碳水化合物食品，还含有大量膳食纤维。

>> **热量数值：**约 380.0 千焦

材料及做法

🍲 **材料：** 香菇 100 克，青菜 200 克，姜末、盐、植物油各适量。

🍳 **做法：** 1.香菇洗净，切块；青菜洗净，从中间切开，根部和叶子分开切段放置。2.锅中放植物油烧热，放姜末炒出香味，放香菇块翻炒片刻，再放入青菜根段翻炒。3.放盐调味，青菜根部颜色有点透明时，放青菜叶子段，稍微翻炒，盛出即可。

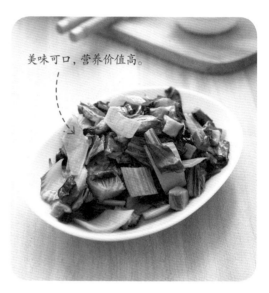
美味可口，营养价值高。

双菇豆腐

草菇所含淀粉量很少，并能减慢人体对碳水化合物的吸收，是糖尿病患者的理想食品。香菇富含膳食纤维，还有降压、降脂的功效，适合糖尿病合并高血压、高血脂的患者食用。

>> **热量数值：**约 1260.8 千焦

材料及做法

🍲 **材料：** 北豆腐 200 克，香菇、草菇、冬笋、青椒各 50 克，水淀粉、葱、姜、盐、植物油各适量。

🍳 **做法：** 1.香菇、草菇、冬笋分别洗净切片；青椒洗净切丝；葱、姜切丝。2.将北豆腐切块，待锅中水烧开后加少许盐，放入豆腐块焯烫，捞出备用。3.油锅烧热，下葱丝、姜丝煸香，依次加入香菇片、冬笋片、草菇片翻炒。4.放入豆腐块，加清水烧制片刻；加盐、青椒丝，淋水淀粉勾芡即可。

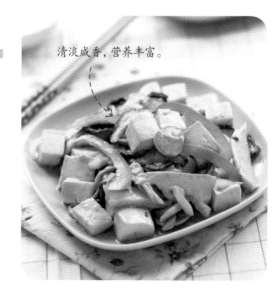
清淡咸香，营养丰富。

平菇炒鸡蛋

平菇中含有粗纤维，可保持肠道内水分平衡，还可吸收余下的胆固醇、糖分，将其排出体外，对预防便秘、糖尿病等都十分有利。鸡蛋含有丰富的蛋白质、脂肪、维生素和铁、钙、钾等人体所需要的矿物质，可为人体提供丰富的营养。

>> **热量数值：** 约 563.2 千焦

材料及做法

- **材料：** 平菇 200 克，鸡蛋 1 个，酱油、姜丝、植物油各适量。

- **做法：** 1. 平菇去杂质，洗净，切丝；鸡蛋打入碗中搅散。2. 炒锅放植物油烧热，放入鸡蛋液炒成块盛出。3. 油锅烧热，放入姜丝爆香，再放入平菇丝，加酱油，烧沸后小火焖 10 分钟，大火收汁，放鸡蛋块炒匀，装盘盛出即可。

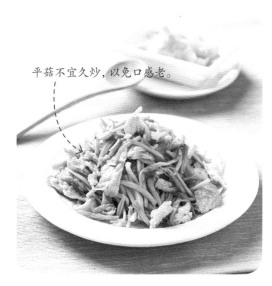

平菇不宜久炒，以免口感老。

圆白菜炒青椒

圆白菜富含铬，能调节血糖和血脂，帮助阻止糖类转变成脂肪，是糖尿病患者和肥胖者的理想食物。青椒中含有的硒，能防止胰岛 β 细胞被氧化破坏，促进糖分代谢，降低血糖和尿糖，改善糖尿病患者的症状，可以起到辅助调节血糖的作用。

>> **热量数值：** 约 544.1 千焦

材料及做法

- **材料：** 圆白菜 100 克，胡萝卜、青椒各 25 克，水淀粉、盐、葱、姜、蒜各适量，植物油 10 毫升。

- **做法：** 1. 圆白菜洗净，撕成片；青椒、胡萝卜分别洗净，切片；葱、姜、蒜切成末。2. 锅中加植物油烧热后，放入葱、姜、蒜末炒香。3. 把青椒片倒入快速翻炒，再把胡萝卜片、圆白菜片放入一起炒熟。4. 出锅前放入盐调味，并用水淀粉勾芡即可。

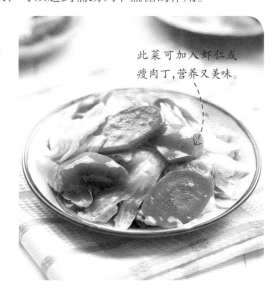

此菜可加入虾仁或瘦肉丁，营养又美味。

麻婆猴头菇

猴头菇所含的多糖具有明显的降血糖功效。猴头菇含有的不饱和脂肪酸，有利于血液循环，能降低血液中胆固醇含量，对高血压、心血管疾病的防治有好处，是糖尿病伴心血管疾病患者的理想食品。猴头菇的热量和升糖指数都不高，适合糖尿病患者食用。

» 热量数值：
约 360.8 千焦

材料

猴头菇 200 克
植物油适量
酱油适量
水淀粉适量
葱适量
姜适量
红辣椒适量
花椒粉适量
盐适量

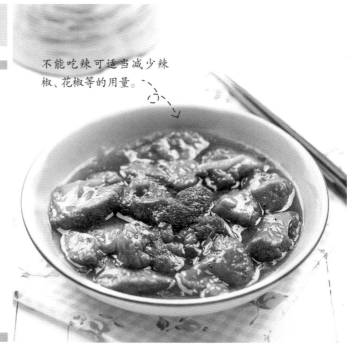

不能吃辣可适当减少辣椒、花椒等的用量。

做法

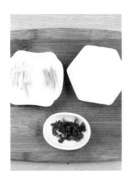

1 处理食材
葱、姜切丝；红辣椒切碎。

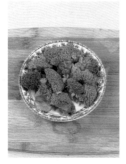

2 焯水备用
猴头菇去蒂，洗净，切成小块，加水和葱丝、姜丝煮5分钟，捞出控水。

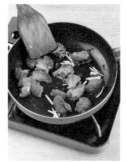

3 下锅翻炒
油锅烧热，下葱丝、姜丝、红辣椒炝锅，放猴头菇块略炒，加水烧开，再加酱油、盐，小火煮5分钟。

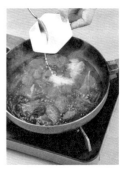

4 勾芡调味
用水淀粉勾芡，撒入花椒粉炒匀即可。

魔芋鸭

魔芋中的大量水溶性膳食纤维可吸附糖类，能有效降低餐后血糖，其含有的葡甘露聚糖还有抑制胆固醇吸收的作用。鸭肉中的脂肪主要是不饱和脂肪酸，有助于降低血液中胆固醇含量，降低血液黏稠度，对并发心血管疾病的糖尿病患者有好处。

》**热量数值：**
约 1440.7 千焦

材料

🐦 精瘦鸭 100 克
　 魔芋块 50 克
　 香菇 15 克
　 植物油 10 毫升
　 红辣椒适量
　 青蒜适量
　 料酒适量
　 葱段适量
　 姜片适量
　 盐适量

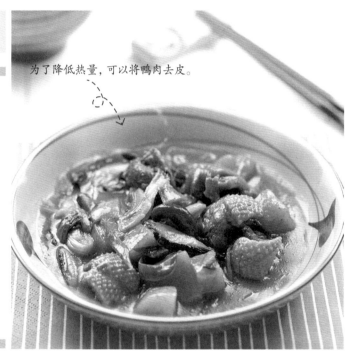

为了降低热量，可以将鸭肉去皮。

做法

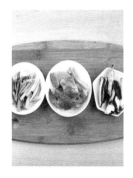

1 处理食材
精瘦鸭处理后，剁小块；香菇洗净，切片；青蒜洗净，斜切段。

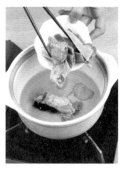

2 汆水备用
锅内加水烧开，下入姜片、鸭块汆烫后捞出。

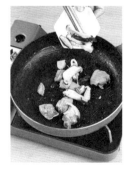

3 下锅翻炒
锅内放植物油烧热，下姜片、葱段炒香，下鸭块、香菇片、料酒，加清水，大火烧开，改小火烧至熟烂。

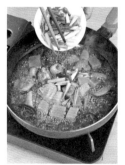

4 调味盛盘
下入魔芋块略煮，再放入盐、红辣椒，撒上青蒜段略煮，装盘即可。

香煎西红柿

西红柿有抗血小板凝结的作用，可以降低 2 型糖尿病患者由于血小板的过分黏稠而发生心血管并发症的风险。西红柿有清热凉血、生津止渴的作用，对于胃肠不好的老年人来说，熟吃为宜。

》热量数值：
约 539.6 千焦

材料

西红柿 200 克
熟芹菜末适量
植物油 10 毫升
面包粉适量

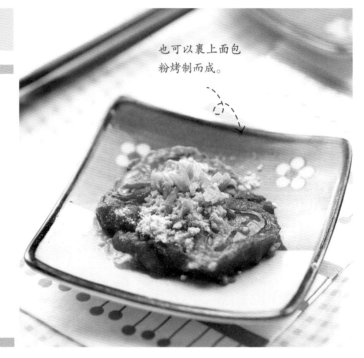

也可以裹上面包粉烤制而成。

做法

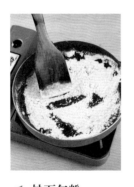

1 炒面包粉
将面包粉放入平底锅内，炒成焦黄色。

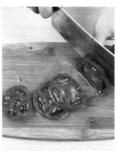

2 西红柿去皮
西红柿用开水焯烫一下，剥去皮，切成薄片。

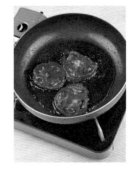

3 热油煎熟
油锅烧热，放入西红柿片煎制后盛入小盘。

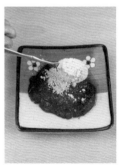

4 裹面包粉
撒上烤好的面包粉、熟芹菜末即可。

西洋参山楂炖乌鸡

乌鸡含有大量抗氧化作用的物质，可改善肌肉强度，延缓衰老，有利于预防糖尿病；乌鸡营养丰富，且胆固醇和脂肪含量较少，对于糖尿病患者有很好的补益身体的功效。山楂能活血通脉、降低血脂、抗动脉硬化，有助于预防糖尿病血管并发症。

》热量数值：
约 2320.0 千焦

材料

🐔 乌鸡 500 克
西洋参适量
山楂适量
葱适量
姜适量
盐适量

可益气养血，宁心安神。

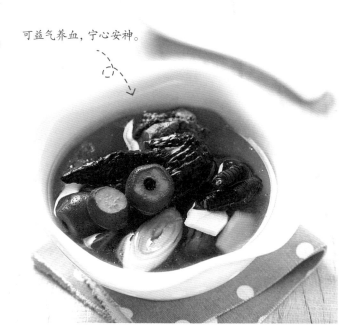

做法

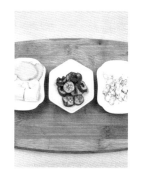

1 处理食材
西洋参、山楂洗净后切成片；姜切片；葱切段。

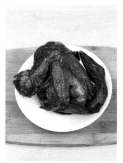

2 处理食材
乌鸡处理好后，去毛、内脏及爪并洗净。

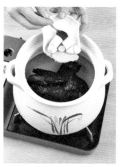

3 加料煮沸
乌鸡置于炖锅内，加入西洋参片、山楂片、姜片、葱段和清水。

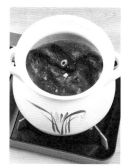

4 慢炖调味
大火烧沸，撇去浮沫，再用小火炖煮1小时，加盐调味即可。

地黄麦冬煮鸭

地黄能够增强胰岛素的敏感性，并对糖尿病患者的胰岛素抵抗有改善作用。鸭肉富含蛋白质，且鸭肉中的脂肪主要是不饱和脂肪酸，有助于降低胆固醇，对糖尿病患者有保健作用。鸭肉滋阴补血，姜味辛性微温，两者放在一起烹调食用，可促进血液循环，有益糖尿病患者的血管健康。

》热量数值：
约 1004.0 千焦

材料

鸭肉 500 克
生地黄适量
麦冬适量
料酒适量
姜适量
盐适量

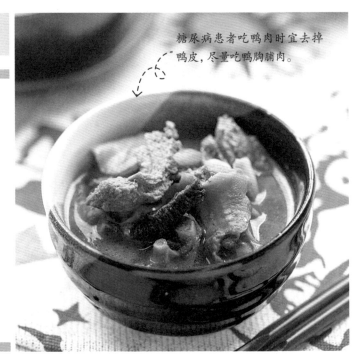

糖尿病患者吃鸭肉时宜去掉鸭皮，尽量吃鸭胸脯肉。

做法

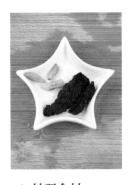

1 处理食材
将生地黄洗干净，切片；将浸泡一夜后的麦冬去梗，洗净。

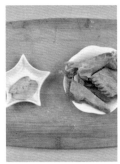

2 处理食材
鸭肉洗净，切块；姜拍松。

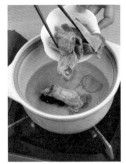

3 下锅煮开
将生地黄片、麦冬、鸭肉块、料酒、姜一起放入砂锅内，加适量水，大火烧开。

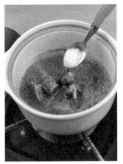

4 小火慢炖
水烧开后改小火炖 35 分钟，加盐调味即可。

青椒炒鳝段

青椒中含有的硒能防止胰岛 β 细胞被氧化破坏，促进糖分代谢，降低血糖和尿糖，改善糖尿病患者的症状。黄鳝中含有的有效成分，具有降血糖的作用。

》热量数值：
约 761.6 千焦

材料

⊛ 黄鳝 100 克
青椒 100 克
植物油适量
料酒适量
鸡汤适量
酱油适量
盐适量
姜适量
蒜适量

料酒和生姜可以去除黄鳝的腥味。

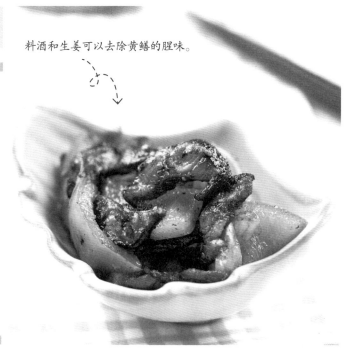

做法

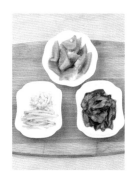

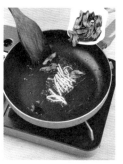

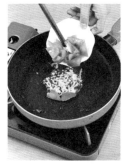

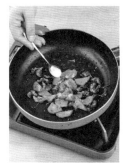

1 处理食材
黄鳝洗净切片，加入盐、料酒拌匀，腌制 10 分钟。青椒洗净，切成滚刀块；姜切丝，蒜剁蓉。

2 爆香锅底
油锅爆香姜丝，倒入黄鳝片翻炒 30 秒，盛起备用。

3 下锅翻炒
锅中倒入植物油，将姜丝、蒜蓉炒香，放入青椒块快炒 10 秒，再倒入黄鳝片一起炒 3 分钟。

4 加料调味
加入鸡汤和适量料酒、盐、酱油，翻炒入味即可。

炖五香黄豆

黄豆是高营养食物，其含有丰富的营养元素，具有增强机体免疫功能、防止血管硬化、改善缺铁性贫血、降糖、降脂的功效。黄豆中所含的不饱和脂肪酸还可以减少血液中的胆固醇，糖尿病、高血压人群均可食用。

>> **热量数值：** 约 1815.8 千焦

材料及做法

🥄 **材料：** 黄豆 100 克，葱、姜、花椒、桂皮、八角、盐各适量，香油 5 毫升。

🍲 **做法：** 1. 将黄豆去杂，用温水浸泡 4~5 小时，淘洗干净。2. 葱、姜洗净，切碎末。3. 砂锅置大火上，放入水和黄豆烧沸，撒入八角、花椒、桂皮、葱末和姜末。4. 用小火炖至熟烂，加入盐烧至入味，淋上香油即可。

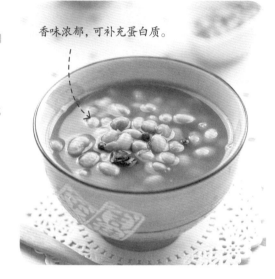

香味浓郁，可补充蛋白质。

蒜蓉炒生菜

生菜中富含钾、磷、铁等矿物质和膳食纤维，可降血糖，减缓餐后血糖上升；其含有的膳食纤维和维生素，还能消除体内多余脂肪，对糖尿病并发肥胖症患者大有裨益，还有助于防治由糖尿病引起的血管并发症。

>> **热量数值：** 约 501.6 千焦

材料及做法

🥄 **材料：** 生菜 200 克，蒜、盐各适量，植物油 10 毫升。

🍲 **做法：** 1. 生菜冲洗干净，撕成片，沥干水分。2. 蒜洗净，拍扁切碎，剁成蓉。3. 锅中放入植物油烧热，爆香蒜蓉，倒入生菜片快炒，加盐炒匀即可。

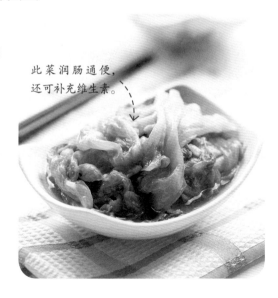

此菜润肠通便，还可补充维生素。

何首乌炖海参

海参中含有的有效物质，具有激活胰岛 β 细胞活性、降低高浓度血糖的作用。海参含胆固醇少且氨基酸组成模式理想，可有效补充维生素和矿物质，调节代谢紊乱，从而有效预防糖尿病并发症的发生。

热量数值：约 434.0 千焦

材料及做法

材料：何首乌 20 克，海参 100 克，香菇块 100 克，料酒、姜片、盐各适量。

做法：1.将何首乌、海参和姜片煮 6 分钟，捞出。2.锅中加清水、香菇块，烧开后加入海参、何首乌，煮 20 分钟后再加入料酒、盐稍煮即可。

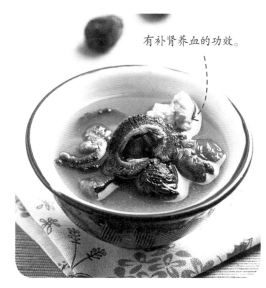

有补肾养血的功效。

香烤带鱼

带鱼含有丰富的镁，对心血管系统有很好的保护作用，有利于糖尿病患者预防高血压等心血管并发症。

热量数值：约 531.0 千焦

材料及做法

材料：带鱼 100 克，料酒、葱、姜、盐、植物油各适量。

做法：1.带鱼洗净，切段。姜切丝，葱切段。2.带鱼加盐、料酒、姜丝、葱段抓匀腌制 10 分钟。3.取烤盘，底部铺上锡纸，将腌好的带鱼段排入烤盘里烤 15 分钟。4.取出带鱼段，刷上一层植物油，再放入烤箱继续烤 10 分钟左右即可。

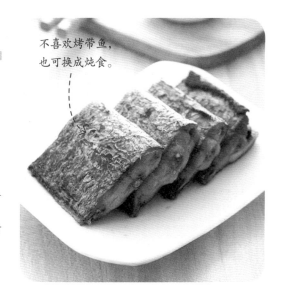

不喜欢烤带鱼，也可换成炖食。

萝卜炖牛腩

　　萝卜炖牛腩是一道家常的美食，萝卜含有的营养元素比较丰富，牛腩富含蛋白质和氨基酸，两者同吃营养可以互补，使菜肴的营养价值提高，适合糖尿病患者食用。

》热量数值：
约 1381.5 千焦

材料

🦪 牛腩 250 克
　　白萝卜 100 克
　　花椒适量
　　辣椒适量
　　八角适量
　　桂皮适量
　　葱适量
　　姜适量
　　蒜适量
　　酱油适量
　　植物油适量
　　盐适量

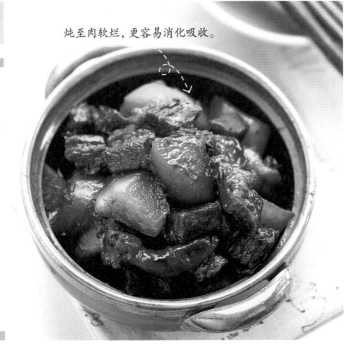

炖至肉软烂，更容易消化吸收。

做法

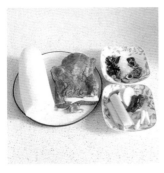

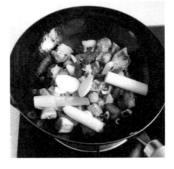

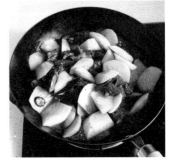

1 处理食材
将牛腩洗净，切块汆水；白萝卜洗净，去皮，切滚刀块；葱洗净，切段；姜洗净，切片；蒜切片。

2 爆香锅底
起油锅爆香葱段、姜片、蒜片、辣椒、花椒、八角、桂皮，加入牛腩块翻炒。

3 下锅翻炒
加入白萝卜块一起翻炒，倒入一碗半的水，炖至肉烂熟，加盐、酱油调味即可。

西红柿三文鱼

三文鱼中 Ω-3 不饱和脂肪酸较多，能减少患 2 型糖尿病的可能性，尤其适合肥胖人群。三文鱼脂肪中的 Ω-3 不饱和脂肪酸对神经系统具有保护作用。西红柿三文鱼既保存了三文鱼的营养，又没有过多的热量，很适合糖尿病患者食用。

》 热量数值：
约 1167.7 千焦

材料

- 三文鱼 150 克
  西红柿 100 克
  洋葱（白皮）50 克
  蚝油 10 毫升
  植物油适量
  盐适量

酸甜可口，富含蛋白质。

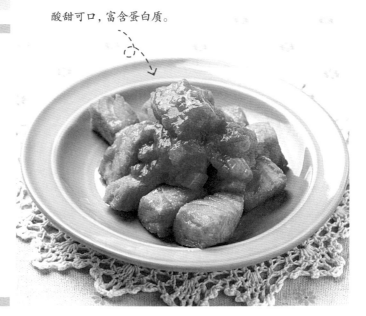

做法

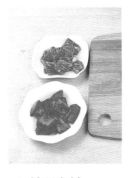

1 处理食材
三文鱼块两面均匀抹一点盐，放置 20 分钟；西红柿切块；洋葱切粒。

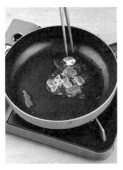

2 热油煎鱼
锅中刷一层植物油，用中火把三文鱼块煎至两面金黄，放入盘中备用。

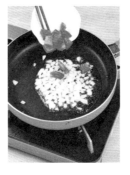

3 下锅翻炒
用剩下的油把洋葱粒炒香，放入西红柿块，翻炒。

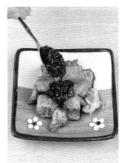

4 调味浇汁
倒入盐、蚝油、小半杯水做调味汁，煮至黏稠后倒在三文鱼块上即可。

排骨炖冬瓜

　　冬瓜含有的有效物质具有利尿祛湿的功效，还能抑制淀粉、糖类转化为脂肪，防止体内脂肪堆积，而且冬瓜润肠通便，可辅助治疗糖尿病并发便秘。排骨可以为人体提供优质蛋白质和钙，两者搭配，非常适合糖尿病、高血压患者食用。

》 **热量数值：** 约 1209.0 千焦

材料及做法

○ **材料：** 猪排骨 100 克，冬瓜 200 克，葱、姜、盐各适量。

○ **做法：** 1. 冬瓜去皮后切成 2 厘米厚，4 厘米见方的块；姜切大片；葱切段。
2. 猪排骨洗净后氽水，再洗净备用。
3. 将猪排骨、葱段、姜片一起放入锅中，加适量水煮开，撇去浮沫，炖至熟烂。
4. 倒入冬瓜块继续炖煮，出锅前加盐调味即可。

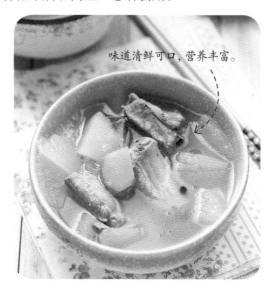

味道清鲜可口，营养丰富。

菠萝煎豆腐

　　黄灿灿的菠萝，口感酸甜、香味诱人，且富含粗纤维，有助于润肠通便，防治便秘。豆腐软嫩可口，搭配菠萝食用，口感佳。需要注意的是，菠萝糖分较高，糖尿病患者吃菠萝时应注意用量。

》 **热量数值：** 约 832.0 千焦

材料及做法

○ **材料：** 菠萝 50 克，青椒 50 克，豆腐 200 克，番茄酱、植物油、盐各适量。

○ **做法：** 1. 豆腐切方块后入油锅煎至表面金黄；菠萝去皮切片；青椒切片。 2. 将番茄酱、盐和水调成汁。
3. 锅中烧热植物油，下调好的汁炒匀，放青椒片和菠萝片翻炒一会儿，再放入煎好的豆腐块翻炒均匀即可。

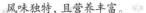

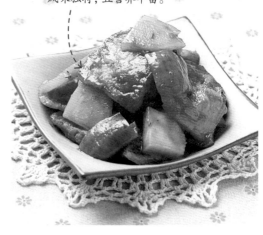

风味独特，且营养丰富。

西红柿豆角炒牛肉

豆角含有丰富的磷脂，磷脂可以有效促进胰岛素的分泌，有助于降低血糖，适合糖尿病患者进补。牛肉中锌含量较高，可提高胰岛素的合成效率；硒可促进胰岛素的合成，因此适量吃些牛肉对控制血糖有一定好处。

热量数值： 约 686 千焦

材料及做法

- **材料：** 牛肉 100 克，西红柿 200 克，豆角 50 克，葱末、姜末、蒜末、盐、植物油各适量。

- **做法：** 1. 牛肉切成薄片；西红柿切成块状；豆角，洗净，切成段。2. 炒锅放植物油，上火烧至七成热，先下肉片、葱末、姜末、蒜末煸炒。3. 待肉片发白时，再下入西红柿块、豆角段略炒。4. 锅内加水适量，稍焖煮片刻，加盐炒匀即可。

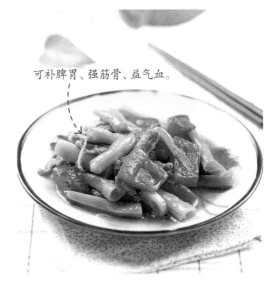

可补脾胃、强筋骨、益气血。

冬瓜虾仁

冬瓜含钠量低，含钾量高，并且含有维生素 C，有助于利尿、降低血糖，是糖尿病患者的理想食物。虾仁营养丰富，肉质松软，易消化，对身体虚弱以及病后需要调养的人很有好处。

热量数值： 约 269.5 千焦

材料及做法

- **材料：** 冬瓜 200 克，鲜虾仁 50 克，植物油、盐、葱花各适量。

- **做法：** 1. 冬瓜去皮去子，切成条状。2. 锅中热植物油，爆香葱花，放入鲜虾仁炒至七成熟。3. 放入冬瓜条炒至全熟，加盐调味即可。

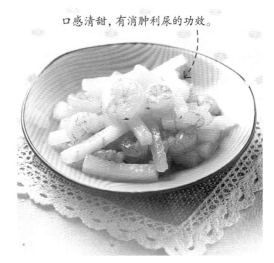

口感清甜，有消肿利尿的功效。

鸡丝炒豇豆

鸡肉中的蛋白质含量高，而且消化率高，容易被人体吸收利用，可以增强体力，对糖尿病患者有很好的补虚功效。豇豆中含有烟酸，是天然的血糖调节剂。

》**热量数值：**约 1195.6 千焦

材料及做法

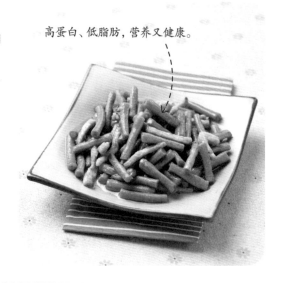

高蛋白、低脂肪，营养又健康。

- **材料：**豇豆 200 克，鸡胸肉 100 克，酱油、葱末、姜末、盐各适量，植物油 10 毫升。

- **做法：**1. 鸡胸肉切丝，加少许植物油拌匀。2. 豇豆切寸段，在沸水中焯至变色，捞出控水。3. 炒锅放植物油，下葱末、姜末炝锅后放鸡丝，炒至变色。4. 加入豇豆、酱油、盐炒入味即可。

芦笋南瓜条

芦笋有清热利尿功效，对口干、烦热等糖尿病常见症状都有缓解的作用。南瓜营养丰富且全面，含有糖类、维生素、蛋白质以及人体所需的多种氨基酸。芦笋和南瓜在一起食用可以补气益血，对缓解糖尿病及心血管疾病等有好处。

》**热量数值：**约 331.5 千焦

材料及做法

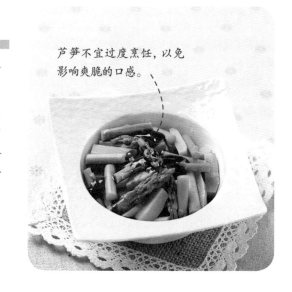

芦笋不宜过度烹饪，以免影响爽脆的口感。

- **材料：**芦笋 200 克，南瓜 150 克，蚝油、生抽、盐、植物油各适量。

- **做法：**1. 芦笋、南瓜分别去皮，切条，在开水中焯水后捞出备用。2. 锅中放植物油烧热，放入芦笋条、南瓜条翻炒，加入蚝油、生抽、盐调味即可。

翡翠鲤鱼

西瓜皮含有人体所需的多种营养成分，且不含脂肪和胆固醇，水分多，热量低，适合糖尿病患者食用。鲤鱼含有丰富的镁，有利于降糖。鲤鱼的脂肪大部分是不饱和脂肪酸，具有良好的降低胆固醇的作用，有利于糖尿病患者预防心血管并发症。

》 热量数值：
约 2280.0 千焦

材料

鲤鱼 500 克
西瓜皮适量
茯苓皮适量
生抽适量
醋适量
盐适量
植物油适量

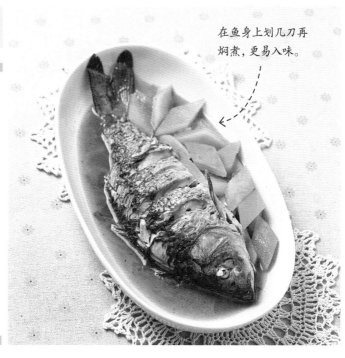

在鱼身上划几刀再焖煮，更易入味。

做法

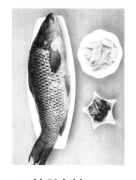

1 处理食材
西瓜皮洗干净，削去表面绿色硬皮，切成菱形片。茯苓皮洗净，鲤鱼处理干净，洗净。

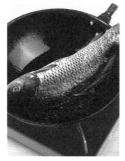

2 热油煎鱼
炒锅烧热，倒入植物油，放入鲤鱼稍煎，再加入生抽、醋，盖上锅盖稍焖。

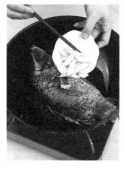

3 加料焖煮
加入西瓜皮、茯苓皮和 1 杯半清水，用小火焖煮入味。

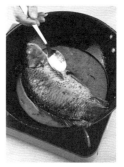

4 放盐调味
最后放盐调味，略煮即可出锅。

苹果炖鱼

苹果所含的果胶，能预防胆固醇增高；含有的膳食纤维，可调节机体血糖水平，预防血糖骤升骤降。适量食用苹果，对防治糖尿病有一定的作用。草鱼有利湿暖胃、平肝祛风等功效，与苹果一起炖食，可补心养气、补肾益肝。

>> **热量数值：**
约 1132.1 千焦

材料

苹果 50 克
草鱼 50 克
猪瘦肉 50 克
植物油适量
红枣适量
姜适量
盐适量
胡椒粉适量
料酒适量
高汤适量

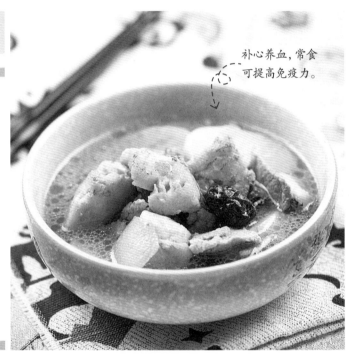

补心养血，常食可提高免疫力。

做法

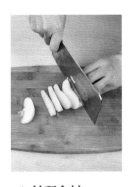

1处理食材
苹果去皮、去核，切成片，用清水浸泡；草鱼处理干净，洗净斩成块；猪瘦肉洗净、切片。

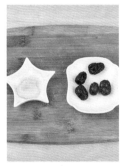

2处理食材
红枣泡洗干净；姜去皮，切片。

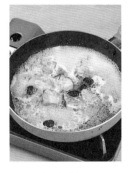

3下锅翻炒
热锅烧油，下姜片，放入鱼块煎，倒入料酒，加猪瘦肉片、红枣、高汤，中火炖。

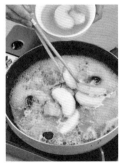

4加盐调味
待炖汤稍白，加入苹果片，调入盐、胡椒粉，再炖20分钟即可。

芡实炖鸭肉

芡实中钙、磷、铁等矿物质能预防糖尿病性骨质疏松。鸭肉中的脂肪主要是不饱和脂肪酸，有助于降低胆固醇，对糖尿病患者有保健作用，还有助于预防糖尿病并发血管疾病。糖尿病患者食用此汤应严格控制量。

>> **热量数值：**
约 1151.5 千焦

材料

🦆 鸭 1 只
芡实 10 克
盐适量

也可将鸭皮去掉，以降低热量。

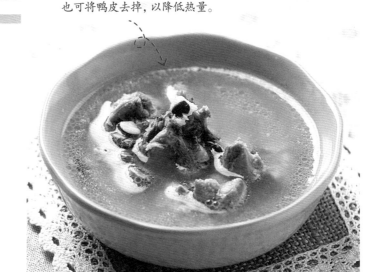

做法

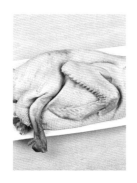

1 处理食材
鸭去毛及内脏，洗净。

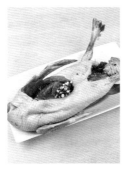

2 准备下锅
将芡实填入鸭腹内。

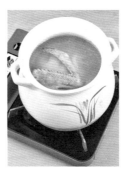

3 小火慢煲
将鸭放入煲汤锅内，小火煲 2 小时。

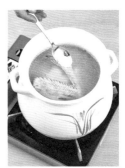

4 加盐调味
待鸭煮熟烂后加盐调味即可。

太极蓝花

　　花菜中含有铬，糖尿病患者长期适量食用，可以补充身体缺乏的铬，改善糖耐量和血脂情况；花菜所含的维生素 K，可以保护血管壁。西蓝花中也含有铬，能帮助糖尿病患者提高胰岛素的敏感性，有助于控制病情。

》热量数值：
约 629.6 千焦

材料

● 西蓝花 100 克
　花菜 100 克
　植物油适量
　水淀粉适量
　盐适量

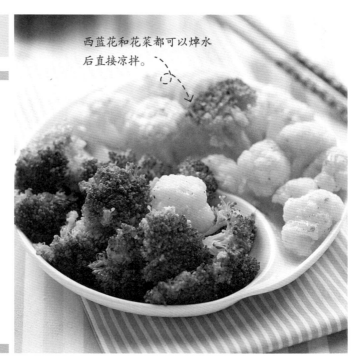

西蓝花和花菜都可以焯水后直接凉拌。

做法

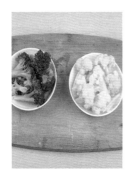 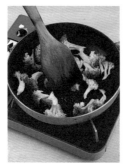 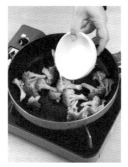 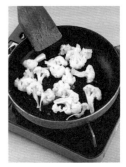

1 处理食材
西蓝花、花菜分别洗净，切成小朵，用沸水焯一下，备用。

2 上锅翻炒
锅内放油烧热，放入西蓝花翻炒片刻，用盐调味。

3 水淀粉勾芡
用水淀粉勾芡，装盘。

4 炒菜花
用同样的方法再将花菜炒熟，码入盘子的另一边即可。

鲜橙一碗香

青鱼富含钾、硒等微量元素，这些元素可改善体内组织细胞对胰岛素的敏感性，有一定的辅助降糖功效。鲜橙和青鱼搭配，鲜美、清爽、不油腻，糖尿病患者可适量食用。

≫ 热量数值：
约 725.7 千焦

材料

- 鲜橙 1 个
  青鱼 200 克
  西蓝花 10 克
  胡萝卜 10 克
  香菇（干）10 克
  橄榄油 10 毫升
  笋适量
  姜末适量
  葱末适量
  料酒适量
  盐适量

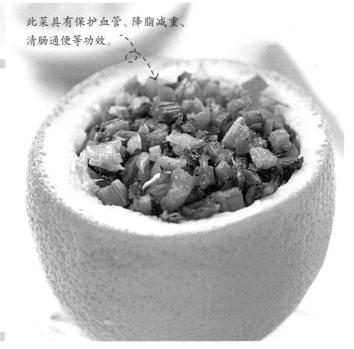

此菜具有保护血管、降脂减重、清肠通便等功效。

做法

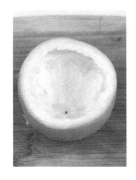

1 处理食材
将鲜橙从 2/3 处切开，挖去果肉备用。青鱼处理干净，切丁；西蓝花、胡萝卜、香菇、笋分别洗净，切丁。

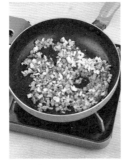

2 下锅翻炒
油锅烧热，依次加入青鱼丁、笋丁、香菇丁、胡萝卜丁、西蓝花丁、姜末、葱末翻炒。

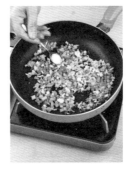

3 加料调味
放入料酒，待炒熟后加盐调味。

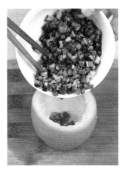

4 上锅蒸熟
将炒好的菜装入橙子碗中，放入蒸锅蒸 1~2 分钟即可。

魔芋烧笋丝

　　魔芋是一种低脂、低糖、低热量、无胆固醇的优质膳食纤维，食后容易有饱腹感。竹笋营养丰富，富含蛋白质、维生素C和B族维生素，还含有多种矿物质，二者搭配，有利于帮助糖尿病患者控制体重，适合糖尿病伴肥胖症患者食用。

》 热量数值： 约 320.0 千焦

材料及做法

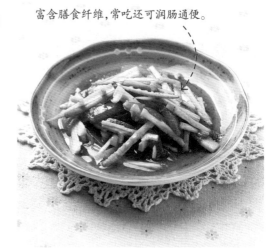

富含膳食纤维，常吃还可润肠通便。

* **材料：** 魔芋200克，竹笋150克，蒜蓉、葱花、老抽、醋、白糖、盐、植物油、香油各适量。

* **做法：** 1. 把魔芋和竹笋分别用凉水泡一会儿，洗净，魔芋切块，竹笋切丝。
  2. 把老抽、醋、白糖、盐调成调味汁。
  3. 坐锅热油，爆香蒜蓉、葱花，再加入魔芋块和笋丝快速地翻炒几分钟。
  4. 加入调味汁翻炒均匀，滴上几滴香油即可。

蒜薹炒肉丝

　　蒜薹炒肉丝这道家常菜做法比较简单。蒜薹的辛辣味比大蒜要轻，加之它所具有的蒜香能增加菜肴的香味，更易被人们所接受。蒜薹富含膳食纤维，猪瘦肉富含蛋白质，二者搭配，可为糖尿病患者补充营养。

》 热量数值： 约 1197.0 千焦

材料及做法

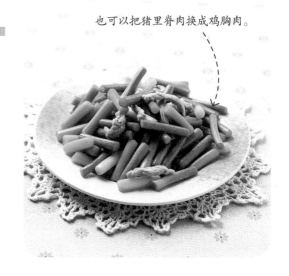

也可以把猪里脊肉换成鸡胸肉。

* **材料：** 蒜薹200克，猪里脊肉100克，姜末、盐、植物油各适量。

* **做法：** 1. 蒜薹洗净切段，猪里脊肉洗净、切丝。2. 锅中倒植物油烧热，爆香姜末，下肉丝略炒，下蒜薹炒熟，加盐调味即可。

青椒炒肉片

青椒富含B族维生素、维生素C和胡萝卜素，具有促进消化、加快脂肪代谢等功效。猪瘦肉能为人体提供优质蛋白质和必需的脂肪酸。青椒炒肉片既美味可口又富含多种营养，适合糖尿病患者补充营养。

» **热量数值：** 约 712.0 千焦

材料及做法

🥬 **材料：** 青椒 100 克，猪瘦肉 100 克，生抽、盐、葱花、植物油各适量。

🍲 **做法：** 1.青椒洗净，切成小块；猪瘦肉洗净，切片。2.油锅烧热，爆香葱花，将猪瘦肉片放入锅中煸熟，加入生抽翻炒。3.放入青椒块，翻炒2分钟，加盐调味即可。

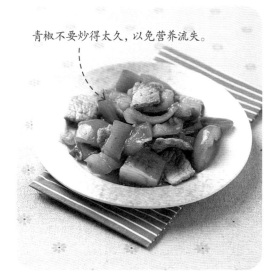

青椒不要炒得太久，以免营养流失。

鸡肉扒油菜

鸡肉中含有丰富的蛋白质和锌元素，可降低血糖浓度，增强机体对葡萄糖的利用率。油菜热量低，膳食纤维高。此菜营养丰富，糖尿病患者可经常食用。

» **热量数值：** 约 1118.6 千焦

材料及做法

🥬 **材料：** 鸡胸肉、油菜各 100 克，盐、葱花各适量，橄榄油 10 毫升。

🍲 **做法：** 1.将鸡胸肉洗净切块；油菜洗净，切段。2.油锅烧至六成热，放入葱花，煸出香味后放入鸡胸肉块，大火翻炒片刻，再加入油菜段，炒熟后，加盐调味即可。

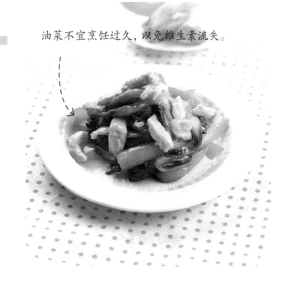

油菜不宜烹饪过久，以免维生素流失。

凉菜

凉拌紫甘蓝

　　紫甘蓝中的花青素可以帮助抑制血糖上升，预防糖尿病。其所含的维生素 C 可预防糖尿病性血管病变，并能预防糖尿病患者发生感染性疾病。

>> **热量数值：**约 288.1 千焦

材料及做法

🥬 **材料：**紫甘蓝100 克，醋、蒜末、生抽、盐、香菜叶各适量，香油 5 毫升。

🍽 **做法：**1. 紫甘蓝洗净，控干水分，切成细丝，放在碗中。2. 加入醋、蒜末、生抽、盐、香油，撒上香菜叶拌匀即可。

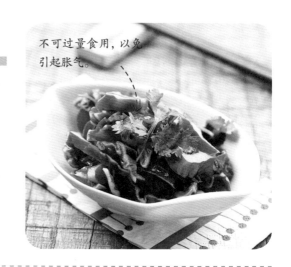

不可过量食用，以免引起胀气。

蒜姜拌菠菜

　　菠菜中含有较多的胡萝卜素及铬等微量元素，能稳定血糖。菠菜含有丰富的膳食纤维，有利于排出肠道中的有毒物质，润肠通便，对糖尿病合并便秘患者有益。

>> **热量数值：**约 416.8 千焦

材料及做法

🥬 **材料：**菠菜 200 克，姜、蒜、香油、芝麻、盐、醋各适量。

🍽 **做法：**1. 菠菜择洗干净，切段。2. 蒜、姜切末。3. 菠菜段稍焯一下水。4. 将蒜末、姜末、香油、芝麻、盐、醋调成汁，淋在菠菜上，拌匀即可。

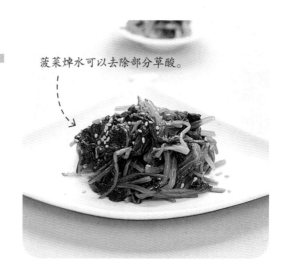

菠菜焯水可以去除部分草酸。

芹菜拌腐竹

　　芹菜富含膳食纤维，还含有丰富的铁、锌等微量元素，有平肝降糖、安神镇静等功效，脆爽的芹菜搭配上柔软劲道的腐竹，吃起来清脆又开胃，非常适合糖尿病合并高血压患者食用。

》 热量数值：约 2070.0 千焦

材料及做法

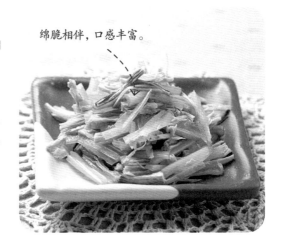

绵脆相伴，口感丰富。

● **材料：** 芹菜 200 克，水发腐竹 100 克，香油、酱油、盐、醋各适量。

● **做法：** 1.将芹菜择洗干净，切丝，焯熟。2.腐竹切成丝，码在芹菜上。3.将酱油、醋淋在菜上，再加盐、香油拌匀即可。

西芹百合

　　芹菜有助于延缓消化道对糖的吸收，对降血糖有好处，适宜糖尿病患者经常食用。鲜百合具有养阴润肺、宁心安神的功效。把芹菜和百合凉拌在一块，绿里透白，不但清爽可口，而且营养价值高。

》 热量数值：约 822.1 千焦

材料及做法

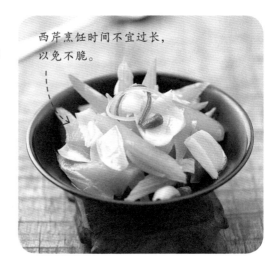

西芹烹饪时间不宜过长，以免不脆。

● **材料：** 西芹 150 克，鲜百合 50 克，香油、盐、彩椒丝各适量。

● **做法：** 1.西芹择去筋，洗净，切成较薄的段；鲜百合去蒂后洗净，掰成片。2. 锅中烧水，加少许盐，将西芹段和百合片焯熟，取出后，立刻放入冷水中浸泡。3.西芹和百合沥水，放入盐、香油拌匀，加入彩椒丝点缀即可。

姜汁豇豆

姜黄素是姜中的主要活性成分，能降低血糖，减少糖尿病并发症。豇豆中含有烟酸，是天然的血糖调节剂。

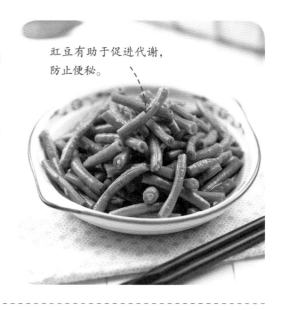

豇豆有助于促进代谢，防止便秘。

》 **热量数值：**约 451.8 千焦

材料及做法

- **材料：** 豇豆 200 克，姜 20 克，香油、醋、盐各适量。

- **做法：** 1.豇豆洗净，去两端，切成约 6 厘米长的段。2.将豇豆段放入沸水锅烫至刚熟时捞起。3.姜去皮，剁成姜末，和醋调成姜汁。4.将豇豆段、姜汁、盐倒入碗中，淋上香油，拌匀后装盘即可。

土豆拌海带丝

海带中的多糖，能够改善糖尿病患者的糖耐量，且对胰岛细胞有保护作用。海带多糖的有效成分，还可减少动脉粥样硬化斑块的形成和发展。土豆含多种维生素和微量元素，可降糖降脂。此道菜适合肥胖型糖尿病患者食用。

》 **热量数值：**约 593.4 千焦

材料及做法

- **材料：** 鲜海带 150 克，土豆 100 克，蒜、醋、盐各适量，辣椒油 5 毫升。

- **做法：** 1.蒜去皮，洗净剁成末；鲜海带洗净后切成丝。2.土豆洗净去皮后切成丝，放入沸水锅中焯一下。3.蒜末、醋、盐和辣椒油同放一碗内调成调味汁。4.将调味汁浇入土豆丝和海带丝上，拌匀即可。

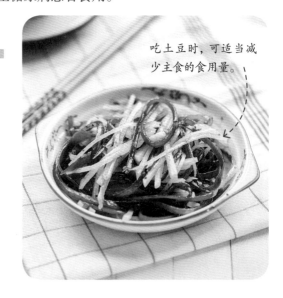

吃土豆时，可适当减少主食的食用量。

豆腐干拌白菜

　　白菜热量低，所含膳食纤维有利于肠道蠕动和废物的排出，可以延缓餐后血糖上升，是预防糖尿病和肥胖症的理想食品。白菜搭配肉片或者豆腐干等，可使营养素相互补充，提高菜肴的营养价值。

》》热量数值： 约 632.8 千焦

材料及做法

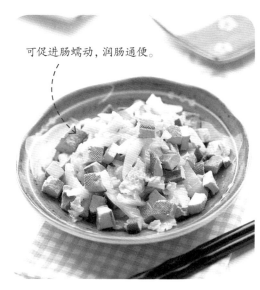

可促进肠蠕动，润肠通便。

🥢 **材料：** 豆腐干 50 克，白菜 200 克，盐适量，香油 5 毫升。

🍲 **做法：** 1.豆腐干洗净，用开水浸烫后捞出，切丁。2.白菜洗净，放入沸水锅中焯一下，在凉白开中浸凉，沥干水分，切成片。3.将豆腐干碎丁和白菜片装入盘内，加入盐，淋上香油，拌匀即可。

蒜泥茄子

　　茄子脂肪和热量低，适合糖尿病患者食用。茄子富含维生素 P，维生素 P 能增强细胞间的黏着力，对微血管有保护作用。蒜中硒含量较多，硒对人体胰岛素的合成可起到一定的促进作用。

》》热量数值： 约 585.4 千焦

材料及做法

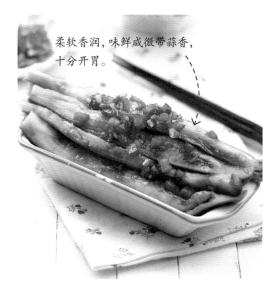

柔软香润，味鲜咸微带蒜香，十分开胃。

🥢 **材料：** 长茄子 200 克，蒜、青椒、红椒、葱、盐、陈醋、酱油各适量。

🍲 **做法：** 1.蒜、青椒、红椒切碎，葱切成葱花。2.茄子蒸熟后切成条状，装盘备用。3.将盐、陈醋、酱油、蒜末、青椒碎、红椒碎装入碗中制成调味汁。4.将调味汁浇在茄子上拌匀即可。

山楂汁拌黄瓜

山楂能活血通脉，降低血脂，抗动脉硬化，改善心脏活力，兴奋中枢神经系统，有良好的预防糖尿病血管并发症的作用。黄瓜热量低，含水量高，适合糖尿病患者食用。

热量数值：
约 342.5 千焦

材料
嫩黄瓜 200 克
山楂 50 克

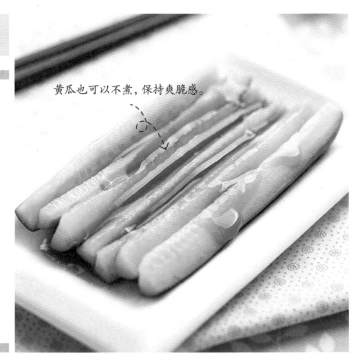

黄瓜也可以不煮，保持爽脆感。

做法

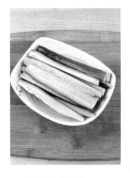

1 处理食材
先将嫩黄瓜洗净，然后切成条状。

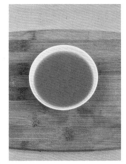

2 制作浇汁
山楂洗净，放入锅中加水 200 毫升，煮约 15 分钟，取汁液 100 毫升。

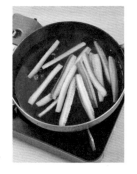

3 下锅烹煮
黄瓜条放入锅中加水略煮，捞出。

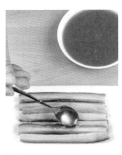

4 浇汁拌匀
山楂汁在小火上慢熬，待熬浓稠，倒入已沥干水的黄瓜条上即可。

秋梨三丝

梨富含膳食纤维和维生素，可消痰润燥；芹菜富含膳食纤维，能阻碍消化道对糖的吸收，有降血糖作用。

热量数值：
约 1106.8 千焦

材料

海蜇头 50 克
秋梨 100 克
芹菜 100 克
盐适量
香油适量

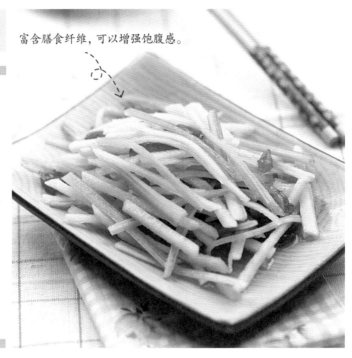

富含膳食纤维，可以增强饱腹感。

做法

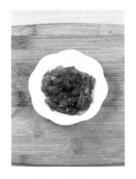

1 处理食材
海蜇头用水泡 3~4 小时后切细丝。

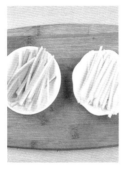

2 处理食材
芹菜、秋梨分别洗净，均切细丝。

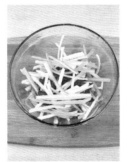

3 入碗备用
将海蜇丝、芹菜丝、秋梨丝放入同一个碗中。

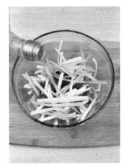

4 调味拌匀
加入盐、香油拌匀即可。

凉拌马齿苋

马齿苋含有去甲肾上腺素，能促进胰腺分泌胰岛素，调节人体糖代谢，对降低血糖浓度，保持血糖稳定有辅助治疗作用。

>> **热量数值：** 约 422.8 千焦

材料及做法

🥗 **材料：** 马齿苋 200 克，生抽、盐、醋、香油各适量。

🍲 **做法：** 1.将马齿苋择洗干净，焯水；挤掉多余水分，切段装盘。2.将盐、生抽、醋、香油倒入盘中拌匀即可。

具有清热解毒的功效。

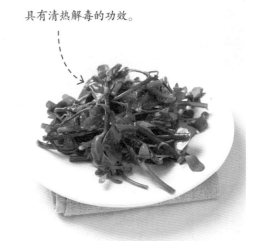

百合拌芦笋

芦笋质地鲜嫩，柔嫩可口，除了能增食欲、助消化、补充维生素和矿物质外，其含有的有效成分还可以帮助降血糖。鲜百合具有养阴润肺、宁心安神的功效，糖尿病患者适当吃百合也很有好处。

>> **热量数值：** 约 831.5 千焦

材料及做法

🥗 **材料：** 鲜百合 100 克，芦笋 150 克，盐、香油、生抽各适量。

🍲 **做法：** 1.鲜百合洗净，瓣成小片，焯至断生，过凉水，沥干备用。2.芦笋去掉老根，焯至断生，切成斜段。3.将两者装入碗中，加入盐、香油、生抽拌匀即可。

鲜百合有清热润燥的功效。

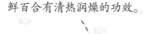

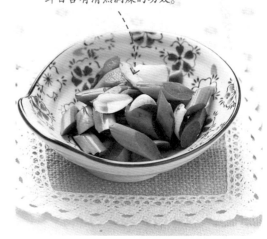

海蜇皮拌金针菇

海蜇滋阴解渴，可缓解糖尿病口渴欲饮的症状，并对防止血管硬化有好处。金针菇中含有较多的锌，锌参与胰岛素的合成与分泌，能调节血糖。

>> **热量数值**：约 588.8 千焦

材料及做法

* **材料**：海蜇皮 100 克，金针菇 200 克，胡萝卜、小黄瓜、红椒、蒜、盐、醋、香油各适量。

* **做法**：1.红椒、胡萝卜、小黄瓜洗净，切丝；蒜切末；金针菇焯烫至熟；海蜇皮切丝。2.红椒丝、胡萝卜丝、黄瓜丝、海蜇皮丝、金针菇一起放入大碗中，调入醋、香油、盐、蒜末拌匀即可。

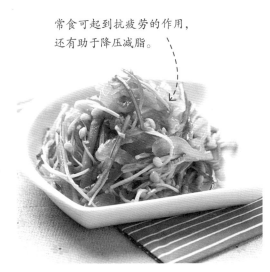

常食可起到抗疲劳的作用，还有助于降压减脂。

香葱拌豆腐

豆腐高蛋白，低脂肪，有助于降血压、降血糖、降胆固醇，是益寿延年的美食佳品。但豆腐性偏寒，搭配香葱正好能中和豆腐的寒性，脾胃虚寒的糖尿病患者也可放心食用。

>> **热量数值**：约 796.0 千焦

材料及做法

* **材料**：小葱 100 克，豆腐 200 克，盐、香油适量。

* **做法**：1.豆腐洗净切丁，煮沸后捞出沥干水分，加盐稍腌。2.小葱洗净切成葱花，撒在豆腐丁上面，淋上香油，加入盐，拌匀即可。

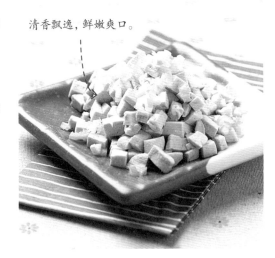

清香飘逸，鲜嫩爽口。

汤饮

桔梗冬瓜汤

桔梗所含的有效成分具有较为明显的降血糖功效，对糖尿病并发的咽干口渴、烦热等症状也有很好的缓解效果。桔梗中含有大量的三萜皂苷，能很好地降低血糖、血脂，保护肝脏，改善肝功能，对糖尿病合并肝病的防治有积极意义。

>> **热量数值：** 约 288.8 千焦

材料及做法

🥣 **材料：** 桔梗 5 克，冬瓜 200 克，盐适量，香油 5 毫升。

🍲 **做法：** 1. 桔梗洗净备用。2. 冬瓜去瓤，去子，洗净切块。3. 砂锅中倒入适量清水置于火上，放入桔梗和冬瓜。4. 煮至冬瓜块熟透，加盐调味，淋上香油即可。

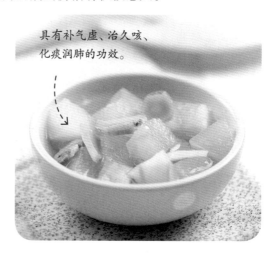

具有补气虚、治久咳、化痰润肺的功效。

南瓜瘦肉汤

南瓜中的铬是胰岛细胞合成胰岛素必需的微量元素，铬能改善糖代谢，适量食用对糖尿病患者有益。南瓜还有利水功效，对糖尿病并发肾病者的水肿症状有缓解作用。

>> **热量数值：** 约 695.0 千焦

材料及做法

🥣 **材料：** 南瓜、猪瘦肉各 100 克，盐、香油各适量。

🍲 **做法：** 1. 南瓜洗净，切块；猪瘦肉洗净，切片。2. 将南瓜块、猪瘦肉片同入锅中，加水 700 毫升，煮至瓜烂肉熟，加入盐、香油调匀即可。

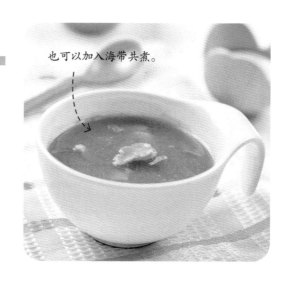

也可以加入海带共煮。

萝卜牛肉汤

牛肉中锌含量很高，可提高胰岛素合成的效率；牛肉中的硒也可促进胰岛素的合成。白萝卜所含热量较少，含水分多，糖尿病患者食后易产生饱腹感，从而可控制食物的过多摄入，保持合理体重。

》》**热量数值：**约609.0千焦

材料及做法

材料：白萝卜100克，牛肉100克，姜片、盐各适量。

做法：1.将牛肉、白萝卜分别洗净切块。2.把煲汤锅中的水烧开，放入白萝卜块、牛肉块、姜片炖熟，最后加入盐调味即可。

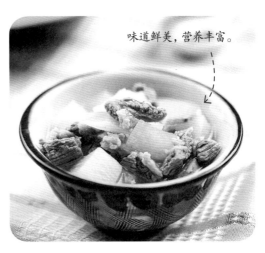

味道鲜美，营养丰富。

瓜皮绿豆汤

西瓜皮具有凉血、帮助排泄的功效，且含糖量低；绿豆具有清热降火的功效。将西瓜皮和绿豆放在一起煮汤食用，可以起到清火解热的功效，适合糖尿病患者夏季饮用。

》》**热量数值：**约688.0千焦

材料及做法

材料：绿豆50克，西瓜皮（不用削去外皮）200克。

做法：1.绿豆洗净，加适量水同煮，煮沸10分钟后取汤。2.西瓜皮洗净切块，放入煮沸的绿豆汤中再煮，煮沸后冷却即可。

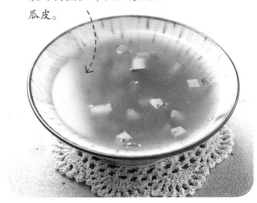

如果想连豆一起食用，绿豆最好要熬至绵软后再放西瓜皮。

牛奶牡蛎煲

牡蛎是高蛋白、低糖食品，且易于消化吸收。牡蛎中的锌可增加胰岛素的敏感性，辅助治疗糖尿病。牛奶升糖指数不高，并且含有大量的钙，容易被吸收。

》 热量数值： 约 715.8 千焦

材料及做法

🥘 **材料：** 牡蛎肉 100 克，牛奶 100 毫升，葱、青蒜、姜、盐、蒜各适量，植物油 5 毫升。

🍲 **做法：** 1. 牡蛎肉洗净，放入沸水内稍余烫即捞起，备用。2. 蒜拍扁，切碎；葱、姜切丝；青蒜切段。3. 烧热炒锅，放植物油，放入姜、蒜、葱、青蒜爆香，下牡蛎同爆片刻，倒入牛奶。4. 加盖煮七八分钟，加盐调味即可。

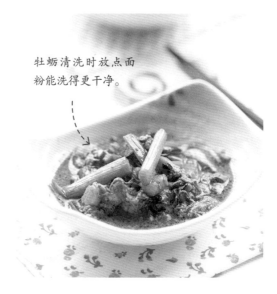

牡蛎清洗时放点面粉能洗得更干净。

木瓜银耳汤

银耳含有多种矿物质，如钙、磷、铁、钾、钠、镁、硫等，其中钙、铁的含量很高，是一种滋养补品，加上木瓜一起炖，味道美，营养足。

》 热量数值： 约 296.6 千焦

材料及做法

🥘 **材料：** 木瓜 200 克，银耳（干）5 克。

🍲 **做法：** 1. 木瓜洗净去皮、去子，切成小块。2. 银耳泡发，撕成小朵。3. 将银耳放入锅中，加适量水煮约 30 分钟，然后将木瓜块入锅稍煮即可。

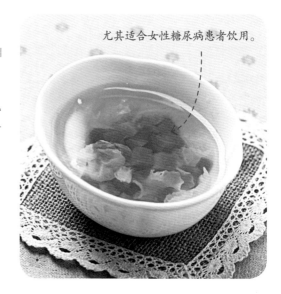

尤其适合女性糖尿病患者饮用。

山楂金银花饮

金银花含有的有效物质能够修复损伤的胰岛 β 细胞，还能增强受体对胰岛素的敏感性。山楂有活血通脉、降低血脂、抗动脉硬化、改善心脏活力、兴奋中枢神经系统的功效，有助于预防糖尿病血管并发症。

》》热量数值：约 105.1 千焦

材料及做法

◉ 材料：干山楂 10 克，金银花 10 克。

◉ 做法：1. 将干山楂洗净、切片，金银花洗净，一同倒入杯中。2. 往杯中冲入开水，盖上杯盖闷 1 分钟，温热饮用。

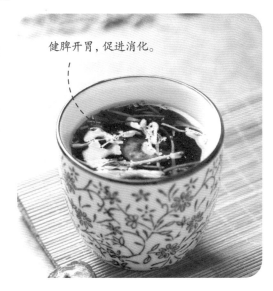

健脾开胃，促进消化。

三豆饮

因绿豆淀粉中相当数量的低聚糖很难被消化吸收，所以绿豆提供的热量值较低，适宜肥胖者和糖尿病患者食用。黑豆含有较多糖尿病患者身体易缺少的铬，铬可调整人体的血糖代谢。红小豆含有较多的膳食纤维，能起到辅助降血糖的作用。

》》热量数值：约 2080.0 千焦

材料及做法

◉ 材料：绿豆、红小豆、黑豆各 50 克。

◉ 做法：1. 将绿豆、红小豆、黑豆浸泡6~12 小时。2. 锅中加适量水，放入三种豆，开大火烧沸，再转中小火将豆子煮熟即可。

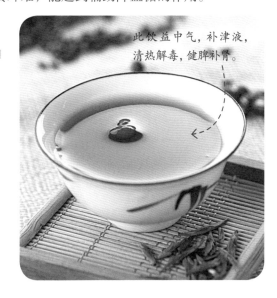

此饮益中气，补津液，清热解毒，健脾补肾。

冬瓜荷叶薏米汤

荷叶当中含有的特殊物质，可以有效分解体内的脂肪；冬瓜具有利尿的作用，可以有效排出体内水分，起到利水消肿的作用；薏米有助于祛湿。此汤饮热量低，适合糖尿病患者饮用。

》 **热量数值：** 约 808.0 千焦

材料及做法

● **材料：** 冬瓜 100 克，薏米 50 克，荷叶 30 克，盐适量。

● **做法：** 1.荷叶洗净，撕碎；冬瓜去皮、瓤，洗净，切块；薏米洗净。2.将上述材料一同放于锅内，加足量水，用大火煮至薏米熟烂，调入盐即可。

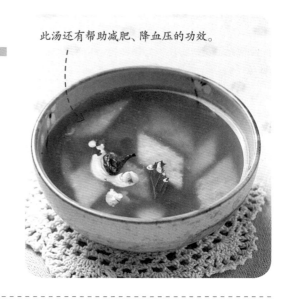

此汤还有帮助减肥、降血压的功效。

樱桃西米露

樱桃含有丰富的花青素，具有抗氧化的功效，能够起到控制血糖的作用，把樱桃跟西米混合煮成饮品，很适合糖尿病患者食用。

》 **热量数值：** 约 393.5 千焦

材料及做法

● **材料：** 樱桃 10 克，西米 25 克，牛奶 200 毫升。

● **做法：** 1.樱桃去核，捣碎，备用。2.水烧开，把西米放进去煮到有一点白心。3.关火，盖上盖子闷 5 分钟，捞出来用凉水过滤，加入牛奶和去核的樱桃碎，搅拌均匀即可。

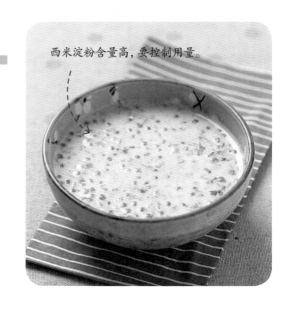

西米淀粉含量高，要控制用量。

玉米须蚌肉汤

　　玉米须中的皂苷类物质有降糖作用。玉米须还具有利尿、降血压、促进胆汁分泌、降低血液黏稠度等功效。河蚌对糖尿病患者有很大益处，可以补充微量元素和必需氨基酸。玉米须蚌肉汤适合脾肾两虚者食用，有滋补肝肾、利水泄热的功效。

>> **热量数值：**
约 291.5 千焦

材料

🥄 玉米须 50 克
鲜河蚌 300 克
盐适量

适量饮用有泄热通便的功效。

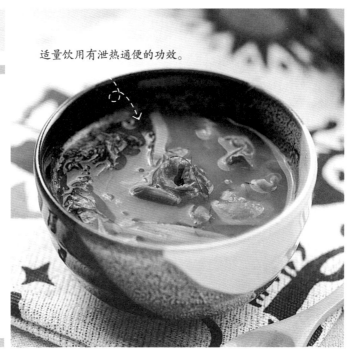

做法

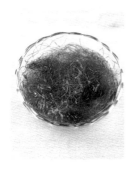

1 **处理食材**
将玉米须洗净备用。

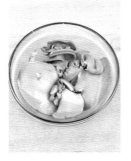

2 **处理食材**
取鲜河蚌用开水略煮沸，去壳取肉，切片。

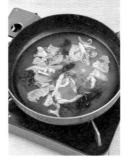

3 **放料入锅**
把玉米须和河蚌肉片一起放入锅内，加清水同煮。

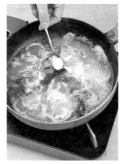

4 **炖煮调味**
大火煮沸后，小火煮1小时，加盐调味即可。

银耳苹果羹

苹果富含锌元素，能够提高人体免疫力。银耳既有健脾开胃的功效，又有益气清肠的作用，还可以滋阴润肺，非常适合脾胃虚弱的糖尿病患者食用。

>> **热量数值：** 约 563.2 千焦

材料及做法

🍎 **材料：** 苹果 200 克，银耳（干）10 克，木糖醇适量。

🥣 **做法：** 1.将银耳水发，洗净撕碎；苹果洗净，切块。2.银耳小火炖至软烂，加入木糖醇再煮 15 分钟，然后将苹果块放入锅中略煮即可。

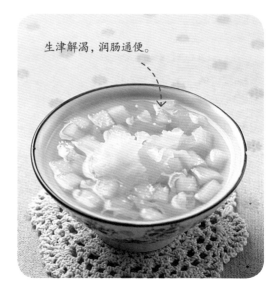

生津解渴，润肠通便。

红小豆玉米须汤

玉米须能够降血糖，原因在于其含多糖、皂苷成分。此外，玉米须还有降压、降血脂的功效，适宜"三高"人群常食。搭配红小豆、生地黄做汤，还有养阴生津的功效。

>> **热量数值：** 约 413.1 千焦

材料及做法

🌽 **材料：** 玉米须 15 克，红小豆、生地黄各 30 克。

🥣 **做法：** 1.将玉米须、生地黄水煎取汁，再放入红小豆煮成汤。2.分 2 次饮服，吃豆，饮汤。

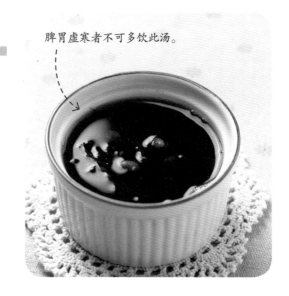

脾胃虚寒者不可多饮此汤。

南瓜绿豆汤

南瓜中的烟酸能够改善胰岛素抵抗，有助于减缓糖尿病的发展进程。绿豆不但有清热解毒的功效，而且可以为糖尿病患者补充营养，增强体力。南瓜搭配绿豆做汤，非常适合糖尿病患者食用。

>> **热量数值：** 约 106.0 千焦

材料及做法

◎ **材料：** 绿豆 30 克，南瓜 50 克，盐适量。

◎ **做法：** 1.绿豆洗净；南瓜洗净，去皮切块。2.锅内放清水烧沸，下绿豆煮沸，加南瓜块用小火煮约 30 分钟，加盐调味即可。

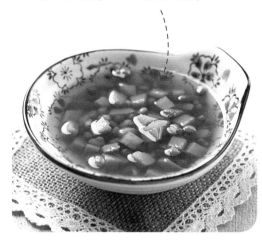

绿豆可以提前 2~3 小时用水泡胀。

白菜胡萝卜汤

白菜升糖指数低，很适合糖尿病患者食用，而且白菜富含膳食纤维，经常吃白菜可以起到促进消化和提高人体免疫力的功效。胡萝卜中含有多种营养物质，且热量低，对糖尿病患者也很有益。

>> **热量数值：** 约 500.0 千焦

材料及做法

◎ **材料：** 白菜 200 克，胡萝卜 100 克，干虾米 30 克，高汤 300 毫升，盐适量，橄榄油 5 毫升。

◎ **做法：** 1.干虾米泡软；胡萝卜切片；白菜撕大块，洗净。2.高汤煮开，放入虾米、胡萝卜片、白菜块，大火煮10 分钟，加盐、橄榄油调味即可。

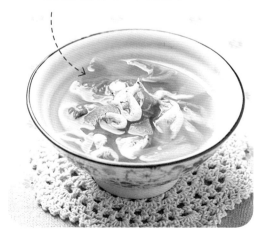

此汤润肠通便，可以帮助减肥。

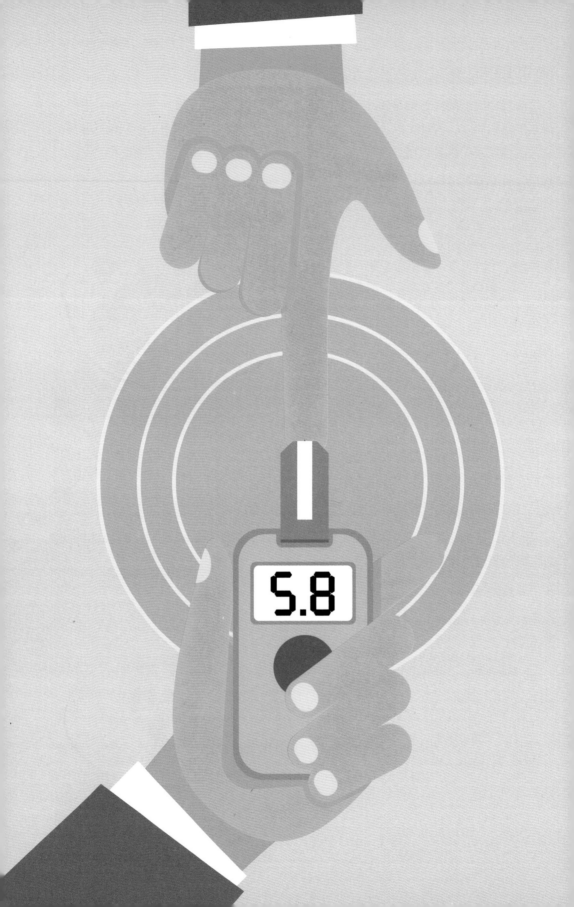

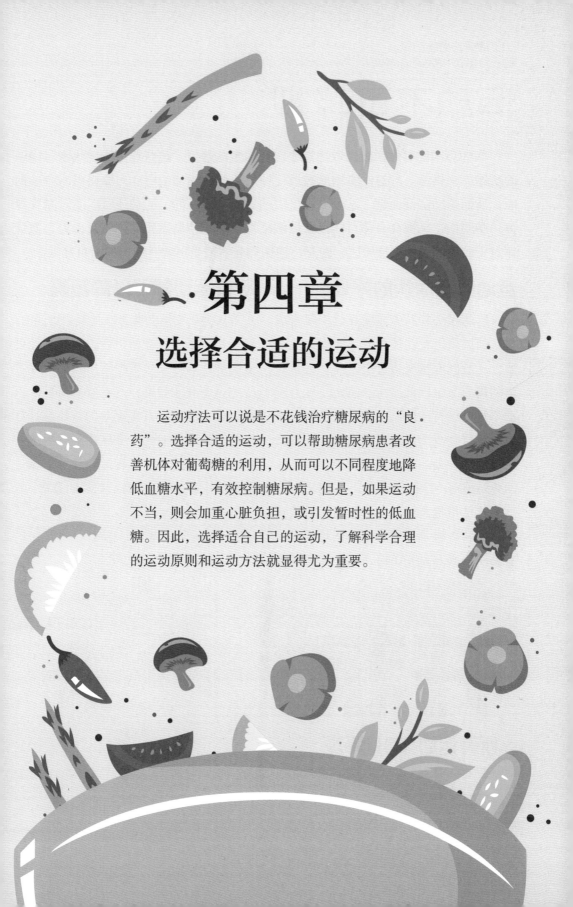

第四章
选择合适的运动

　　运动疗法可以说是不花钱治疗糖尿病的"良药"。选择合适的运动，可以帮助糖尿病患者改善机体对葡萄糖的利用，从而可以不同程度地降低血糖水平，有效控制糖尿病。但是，如果运动不当，则会加重心脏负担，或引发暂时性的低血糖。因此，选择适合自己的运动，了解科学合理的运动原则和运动方法就显得尤为重要。

运动不可轻视

人体运动的时候，肌肉收缩需要消耗较多的热量，这些热量通过代谢肌肉中的肌糖原来供给。当这些肌糖原被消耗掉后，就会用葡萄糖作为原料再次合成糖原，从而帮助降低血糖，这个过程是由胰岛素来执行的。运动还可以通过减少身体的脂肪量，来提高身体对胰岛素的敏感性，增强胰岛素和受体的亲和力，使身体对于血糖的调控更加敏感。因此，糖尿病患者适当运动对病情控制有好处。

运动对糖尿病的好处

运动疗法有助于血糖降低、尿糖减少。糖尿病患者在体育锻炼或体力活动后，一般健康状况将有所改善，对胰岛素的需要量也因此减少。总之，体力活动不但为维持健康所必需，也是糖尿病患者不可缺少的治疗方法之一。在主要从事脑力劳动的糖尿病患者中，体力活动更是辅助治疗糖尿病的一项重要措施。运动疗法可提高靶细胞对胰岛素的敏感性，使胰岛素及口服降糖药用量减少，有助于血糖和血脂下降，防止和延缓各种并发症的发生。

并非

所有运动都可以**降糖**。

所有运动都可以降糖吗

认为只要运动就会降血糖是错误的。对于有严重并发症的患者，盲目运动可能会加重病情。如果把糖尿病的治疗希望完全寄托于运动，既不监测血糖，也不就诊，那更是有害无益的。而且，盲目运动缺乏针对性，难以达到理想的效果。因此，并不是所有运动都可以做，要针对性地选择适合自己的运动方案。

问: 所有糖尿病患者都适合运动疗法吗?

都说运动有助于缓解糖尿病，我也想要运动，但又怕出危险，我想问问，所有的糖尿病患者都适合运动疗法吗?

哪些运动适宜糖尿病患者

运动的方式可以多种多样，应依据患者的年龄、性别、身体情况、糖尿病的类型与程度，有无合并症及患者以往的运动习惯等具体情况而定。常采用的锻炼方式有步行、做广播体操、打太极拳、打球、游泳、滑冰、划船、跑步等，其中以步行最为简便安全，是一项可持续的运动。步行可分为三种：一是快速步行；二是中速步行；三是慢速步行（散步）。运动时一般是先慢后快、先小量后大量。

侯大夫小贴士

如何评价运动效果

一般以 1~2 个月作为一个评价阶段。可根据自觉症状、客观所见及实验室检查等进行综合判断。自觉症状方面，以运动后的爽快感、充实感及疲劳感为指标。客观检查包括体重减轻、体脂减少、肌肉量增加及同等的运动负荷时心率数减少等。

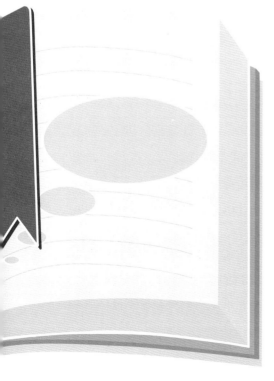

答：运动是糖尿病基本的治疗方法之一，保持适度运动能帮助减轻体重，加快机体组织对葡萄糖的利用，利于维持血糖稳定。但这并不代表所有的糖尿病患者都适合运动，出现以下几种情况就不宜运动。比如血糖过高时、低血糖时、血糖波动明显时、有严重糖尿病慢性并发症时、有严重的应激症时、合并其他不适宜运动的疾病时，都不宜运动。

糖尿病患者该如何运动

持之以恒的运动可以帮助糖尿病患者减轻体重，提高胰岛素敏感性，调节血糖，增强心血管功能，增强体力，提高免疫力。但并不是所有的运动都适合，糖尿病患者需要了解哪些运动适合自己、运动量该如何把握，以及运动前后要注意什么等，只有充分了解了这些问题，运动疗法才能取得更好的效果。

运动强度

临床上，一般采用靶心率（目标心率）来判断患者的运动量是否合适。除去环境、心理刺激、疾病等因素的影响，运动强度越大，心率就越快。我们达到最大运动强度时的心率称为最大心率，最大心率的 60%~80% 称为靶心率或者运动中的适宜心率，也称为目标心率，是指能获得最佳效果并能确保安全的运动心率。用目标心率控制运动强度是比较简便易行的方法。

对于运动中的目标心率（次 / 分），一般认为最大心率（最大心率为：220 − 年龄值）的 60%~80% 比较适宜。例如，一个 40 岁的人运动后应达到的目标心率为（220−40）×（60%~80%）=108~144 次 / 分。也就是说，40 岁的人运动后的心跳次数要达到 108 次 / 分以上才能有比较好的运动治疗效果；但是，如果运动后的心率超过了 144 次 / 分，就很可能对身体有不利影响了。

由于心率不便测量，所以日常多用脉率来代替。运动中脉率是指在运动的整个过程中，任一时刻所测得的每分钟脉搏数。

此外，恢复期脉搏也可以用来评定运动强度，即用锻炼结束后恢复期的脉搏来评定。每次锻炼结束 5~10 分钟测脉搏，并与运动前脉搏比较。

高出运动前脉搏 6~9 次 /10 秒以上，说明运动量过大。

高出运动前脉搏 2~5 次 /10 秒，又低于 6~9 次 /10 秒，说明运动量适度。

若基本恢复安静心率状态，说明运动量偏小。

如果是年龄大于 40 岁、病程超过 10 年、有心血管疾病症状与体征的患者，要结合自己的其他生理生化指标，如体重、血压、肺活量、心电图、尿常规等来综合判断。只有血糖问题无其他并发症的患者，可以参照普通成人的靶心率来进行运动。

运动量

为了方便起见，糖尿病患者可以根据自我感觉来判断运动量。运动后，如果感觉呼吸轻度急促，周身微热，面色微红，津津小汗，轻松愉快，食欲、睡眠良好，虽稍感疲乏、肌肉酸痛，但休息后可消失，次日体力充沛，说明运动强度适宜。如果运动后出大汗，头晕眼花，气短，胸闷，非常疲乏，脉率在运动后 5 分钟尚未恢复，第二天周身乏力，说明运动强度过大，需减小运动量。如果运动中始终"面不改色心不跳"，运动后无发热感，无汗，脉搏无变化或在 2 分钟内恢复，表明运动量不足，需要适当加大运动量。

平时，大家可以把进行不同类型运动后的感觉及运动时间记录下来，以此来确定适合自己的运动项目和运动量。

运动时间和运动频率

运动前，应做 5~10 分钟的准备活动；运动后，应做 5~10 分钟的放松活动。由于运动时间和运动强度会影响运动量的大小，所以当运动强度较大时，运动持续时间应相应缩短；运动强度较小时，运动持续时间应适当延长。对于年龄小、病情轻、体力好的患者，可以采取较大强度、较短时间的运动，而年老者和肥胖者采取较小强度、较长时间的运动更为合适。

糖尿病患者最好每天都运动 1 次，有条件的糖尿病患者三餐后都应进行适当的运动。运动的次数应由少到多。如果运动强度小、持续时间短，可以从每天 1 次逐步过渡到每天多次。如果达到了中等强度运动而且持续的时间也达到了至少 30 分钟，推荐每天 1 次，至少每周 3 次，并逐渐增加到每周 5 次或每天 1 次。长时间、大强度的无氧运动，应遵循适度恢复的原则，推荐每周运动 2~3 次，或者隔天 1 次，不建议糖尿病患者每天都进行无氧锻炼。

不要在饥饿的时候或者饱食后马上进行运动，在餐后 1~3 小时内运动为宜，因为这时候血糖处于比较高的水平，此时运动不容易发生低血糖，而且有助于餐后血糖的控制。

糖尿病患者的基本运动原则：每周运动 3~5 次→每次运动 30 分钟左右→一周共进行有氧运动 150 分钟→保持运动量的基本稳定，避免忽大忽小→2 次运动间隔时间不宜超过 3 天。

影响运动效果的注意事项

运动对于糖尿病患者的身心健康及血糖控制十分有益，很多人在发现自己血糖变高以后，就开始盲目地加强体育锻炼。因运动不当导致受伤的事件也时常发生。

糖尿病患者在开始运动，特别是初次进行体育锻炼之前，一定要明白"欲速则不达"的道理，应采用循序渐进的方式，同时做好运动前的准备工作。

初次锻炼者宜选择全身性运动

由于糖尿病患者身体条件和病情各不相同，因此，在选择适合的运动时，首先应该考虑身体条件。如果年纪较大或有较严重的并发症，应该选择强度小的运动，且运动时间不能太长。如果是比较年轻且病情较轻，身体条件较好的糖尿病患者，则可以适当加大运动强度，延长运动时间，使身体得到充分的锻炼。

在符合自身运动条件的前提下，糖尿病患者最好选择全身性的运动。运动可以提高锻炼部位的胰岛素感受性。全身性运动可以使身体各个部位的肌肉都得到锻炼，对糖尿病患者很有帮助。做操、慢跑、骑自行车、跳交谊舞、打太极拳、游泳等都属于全身性运动，既能锻炼身体，又能愉悦身心，运动强度也不大，糖尿病患者可以有选择地进行运动。

运动前准备工作要做好

首先，开始一项运动计划前，先咨询一下医生的意见，以确保运动的安全有效，特别是 40 岁以上的糖尿病患者。

其次，要准备合适的运动鞋和运动服。为预防足部损伤，需穿有弹性、底稍厚、鞋帮不软不硬的鞋。要经常检查鞋中是否有异物，及时清理，以防受到伤害。

此外，运动时最好携带血糖仪，以便及时测血糖，防止出现低血糖。如果血糖仪携带不方便，至少应该随身携带糖类食物、急救卡，一旦有情况发生，以便及时自救或寻求别人的帮助。

运动环境的选择

首先，要考虑安全问题。尽量避免到人群喧闹、噪声较大、交通拥挤的地方去锻炼，但也不要到自己不熟悉、人迹罕至的偏僻地方去锻炼。最好选择安静、空气清新并且安全的地方进行锻炼。

其次，应根据运动项目的特点，选择有利于运动开展，适合提高运动情绪和增强锻炼效果的环境。比如：跑步可以选择在地面平整的操场、公园、河边的人行道等地方进行。进行骑自行车、远足等运动，目的地最好选择在自然景点，行动路线尽量选择在景色优美、树木较多、地面较平坦、环境安全的地方。跳绳、踢毽子、打羽毛球等运动则可以选择在地势平坦的空地上进行。

最后，要注意不同季节气候条件对运动和身体的影响。夏季天气炎热，阳光中的紫外线比较强烈，因此，要避免长时间在户外阳光直射的地方运动；冬季早晨经常有雾，能见度低，而且雾中常常带有很多有害物质，这些有害物质会给身体健康带来不利影响，所以要避免在此时运动。

糖尿病患者运动禁忌情况

糖尿病患者的脚更需要保护。因为糖尿病可导致神经受损，使患者对外界的刺激不敏感，所以很多时候患者受伤了还不知道。如果再伴有下肢血管病变的话，愈合能力降低，伤口继续发展，感染溃烂，严重的甚至需要截肢。因此，糖尿病患者在运动时一定要特别注意场地的选择，以免使脚受伤。

现在有的地方尤其是公园，为了大家健身方便，修了很多石头路，也就是鹅卵石甬道。很多人对此特别感兴趣，有的人甚至光脚在上面走来走去，觉得这样可以按摩穴位，疏通经络。我们不否认鹅卵石道有这样的作用，但是，对于糖尿病患者来讲，走这种石头路是有一定危险的，脚很容易被小石头硌着或因为其他原因使脚受伤，导致发生糖尿病足病。

很多糖尿病患者希望通过加大运动量来消耗掉体内多余的糖分，但是高强度运动对身体素质的要求比较高，过度运动不但不会给身体带来好处，还可能造成严重的低血糖反应。糖尿病患者运动贵在坚持，中低强度运动时间长了也会消耗掉相当多的能量。所以，千万不要急于降糖而盲目增加运动量。

运动要跟着用药时间走

糖尿病患者应以服药时间为中心安排运动和其他活动，这样可以防止低血糖等危险情况的发生。对于糖尿病患者来说，随意出去运动是比较危险的。

糖尿病患者在饭后 1~3 小时运动是比较合适的。饭后血糖相对较高，且降糖药的效力已经开始减弱，此时运动可以避免降糖作用的叠加（运动和药物的双重降糖作用），能够降低低血糖的发生风险。而注射胰岛素的患者，尤其是在四肢部位注射的患者，如果注射后 1 小时之内进行运动，会加快胰岛素的吸收，很容易发生低血糖。胰岛素的注射部位原则上以腹壁、脐周为佳，尽量避开运动肌群，以免运动时胰岛素吸收速度加快，从而诱发低血糖。另外，运动前胰岛素或口服降糖药未减量者，运动中要注意补充糖分。

什么情况下不适合进行运动

血糖水平高于 14~16 毫摩尔／升或血糖波动较大时不适合运动，因为运动会降低血糖，在胰岛素作用的高峰时刻，极易引起患者低血糖而导致昏迷。

糖尿病心律失常、心功能不全、心绞痛患者不适合运动，因为运动会加重心脏负担，严重时可能会导致心肌梗死。

糖尿病急性感染、肝肾功能不全、活动性肺结核和酮症酸中毒的患者不宜采用运动疗法。糖尿病肾病患者，肾功能不全、尿中有蛋白和红细胞及管型者应主动减少运动量。因为运动会导致血压暂时性升高，增加尿蛋白的排出，进而加重糖尿病肾病的发展。

糖尿病高血压患者，血压高于 160/100 毫米汞柱者，应暂停运动，因为运动会使血压进一步升高，严重时会导致昏迷；糖尿病高血压患者在病情不是很严重的情况下，可在医生指导下适量运动。

糖尿病神经病变患者，比如患有糖尿病足、急性疼痛性神经病变等的患者不宜参加体育运动。

糖尿病眼病患者、视网膜脱离及青光眼患者，应在病情得到有效控制后再参加运动。

妊娠、腹泻、呕吐、不能进食、有低血糖危险、血糖太高、胰岛素用量太大、病情易波动者，应谨慎运动或禁止运动。

运动时的加餐方法

运动量大或者运动持续时间较长，容易引起低血糖反应。因此，有条件的糖尿病患者应当增加血糖监测次数，这样有利于指导加餐，预防低血糖。

1.剧烈运动

如打篮球、快速游泳、快速骑自行车等。如果运动后的血糖值 < 4.4 毫摩尔 / 升，可以在运动前进食含 50 克碳水化合物的食物。如果运动时间长，也可以进食含有蛋白质、脂肪的食物。如果运动后的血糖值在 4.4~9.9 毫摩尔 / 升，可以在运动前补充含 25~50 克碳水化合物的食物（具体的食物补充量，根据运动强度和运动持续时间调整）。如果运动后的血糖值 > 9.9 毫摩尔 / 升，不宜加餐。

2.中等强度运动

如打网球、慢跑、慢速游泳、慢速骑自行车等。如果运动后的血糖值 < 4.4 毫摩尔 / 升，可以在运动前进食含 25~35 克碳水化合物的食物，运动后每 30 分钟再补充 10~15 克。如果运动后的血糖值在 4.4~9.9 毫摩尔 / 升，建议在运动的过程中，每 30 分钟补充碳水化合物 10~15 克。如果运动后的血糖值 > 9.9 毫摩尔 / 升，不宜加餐。

3.轻度运动

如步行 800 米、时间在 30 分钟内的缓慢骑自行车等。如果运动后的血糖值 < 4.4 毫摩尔 / 升，建议在运动后每 60 分钟进食含 10~15 克碳水化合物的食物。如果运动后的血糖值在 4.4~5.5 毫摩尔 / 升，必要时在运动前进食碳水化合物 10~15 克。如果运动后的血糖值 > 5.5 毫摩尔 / 升，不必加餐。

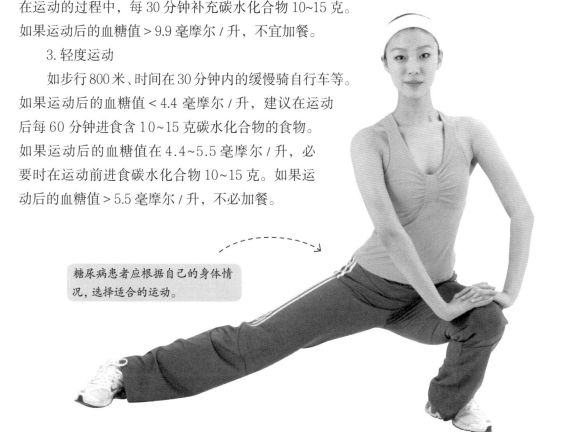

糖尿病患者应根据自己的身体情况，选择适合的运动。

简单有效的有氧运动

　　运动前要先热身，以防肌肉拉伤。运动前先做 5~10 分钟伸展运动，尤其要注意伸展那些将要用到的目标肌肉群和身体部位。然后开始做 10 分钟左右的低强度有氧运动，形式可选择快步走、蹬车等，让肌肉做好准备，同时让身体变暖，热身后再开始进行正式运动。

散步

　　散步可以先快速行走 5 分钟，然后慢速行走 5 分钟，如此交替进行。身体状况较好的糖尿病患者可每分钟走 120~150 步，身体状况较差的糖尿病患者应先慢速步行，速度保持在每分钟 90~100 步，再逐渐增加运动量。

侯大夫小贴士
- 运动后的休息很重要，因为身体需要充分的休息以恢复状态，肌肉也需要休息。

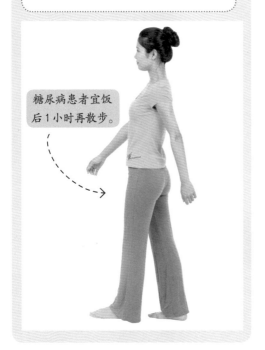

糖尿病患者宜饭后 1 小时再散步。

慢跑

　　慢跑和长跑的运动量较大，糖尿病并发高血压的患者要谨慎选择。可先用 10~12 分钟快速行走 1000 米，如果没有不适反应，再进行跑步锻炼。跑步时间可由少逐渐增多，以 15~30 分钟为宜。

侯大夫小贴士
- 跑步之前的热身，主要包括对肌肉、韧带、关节的拉伸，可以减少对肩关节、膝关节等的损伤。

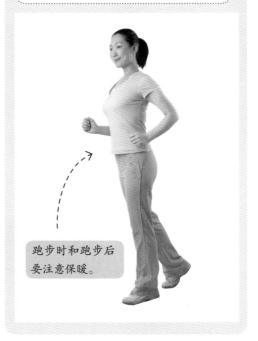

跑步时和跑步后要注意保暖。

游泳

　　游泳时，水对皮肤的刺激可使皮肤血管不断收缩和舒张，进而改善血管功能；同时，游泳还可以减轻心脏的负担，对防治糖尿病并发高血压有一定的帮助。游泳还能使得身体内的脂肪加速燃烧，从而增强减肥效果。游泳时，泳姿以舒适自如为宜。但是，在游泳之前，糖尿病患者必须检测血糖，以确保运动的安全性。

侯大夫小贴士

- 游泳前要进食，但是不能吃得太饱。游泳对人体的热量消耗是比较大的，空腹游泳的话，容易造成低血糖，可能会导致晕厥。

糖尿病患者症状明显时忌游泳。

跳舞

　　跳舞是一种全身性的、有节奏的运动，不但可以缓和紧张情绪，同时具有增强心肺功能、调节新陈代谢的作用，能延缓机体的衰老，提高机体抗病能力。糖尿病患者经常跳舞，对身心健康都有益。

侯大夫小贴士

- 在跳舞前需要注意避免过量饮食，如果在跳舞前吃很多东西，跳舞时就会影响到胃的消化功能。跳舞前30 分钟内应当尽量避免吃太多的食物。

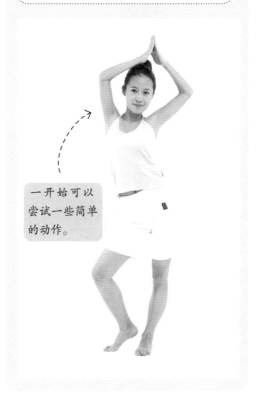

一开始可以尝试一些简单的动作。

降糖操

动作1：原地踏步走1~3分钟。

动作2：两脚开立，与肩同宽，两手抬起置于肩部，停留3秒将手自然放下，重复10次。

动作3：两脚开立，与肩同宽，两手中指指尖相对平抬至胸部。保持双脚不动，身体向左转90°，慢慢恢复原位后，再向右转90°，重复6~8次。

侯大夫小贴士

• 降糖操能够消耗热量，减轻体重，通过减轻体重增加组织细胞对胰岛素的敏感性，减轻胰岛素抵抗。降糖操还能改善心肺功能，使循环和呼吸功能得到改善，并能增强血管弹性，改善体质等。而且降糖操简单易学，没有场地要求，随时随地都可以练习。

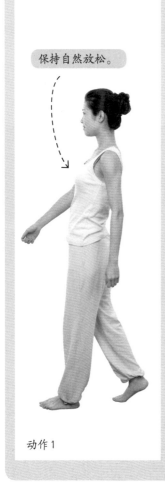

保持自然放松。

动作1

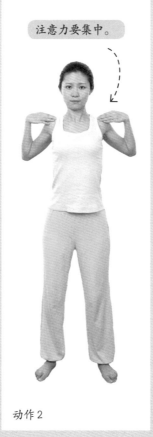

注意力要集中。

动作2

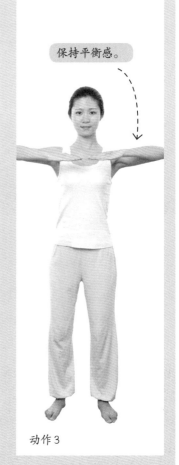

保持平衡感。

动作3

　　动作4：两脚开立，与肩同宽，将左手臂由体前徐徐上举至与肩平齐，用右手尽量去触摸左手臂的腋后线，停留5~10秒，恢复原位。再将右手臂由体前徐徐上举至平肩，用左手尽量去触摸右手臂的腋后线，停留5~10秒，恢复原位。左右手动作交换，每次重复5~10遍。也可以两手交叉，同时向后触摸腋后线，或者触摸肩膀。

　　动作5：两脚开立，与肩同宽，双手五指指腹相对，相互挤压5~10次，挤压时要适当用力。也可以坐着或者躺着时单独做此动作，每天做数次。

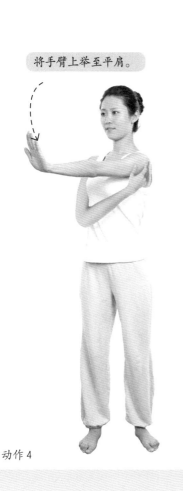

将手臂上举至平肩。

动作4

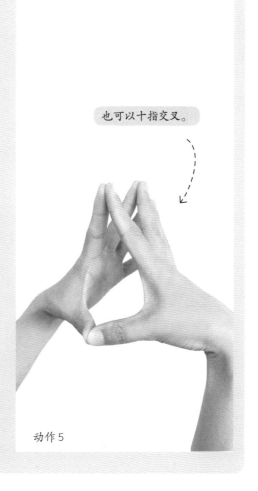

也可以十指交叉。

动作5

动作 6：两脚开立，略比肩宽，双手手臂平举至与肩平，用左手去触摸右脚脚踝，保持 1~3 秒。恢复平举动作后，再用右手去触摸左脚脚踝，保持 1~3 秒，重复 6~8 次。

动作 7：两脚开立，与肩同宽，双手手臂自然上举至头部，保持 3~5 秒，慢慢让手臂自然下落至腿侧后，左腿向前踢然后再换右腿向前踢。左右腿动作交换，重复 3~5 次。

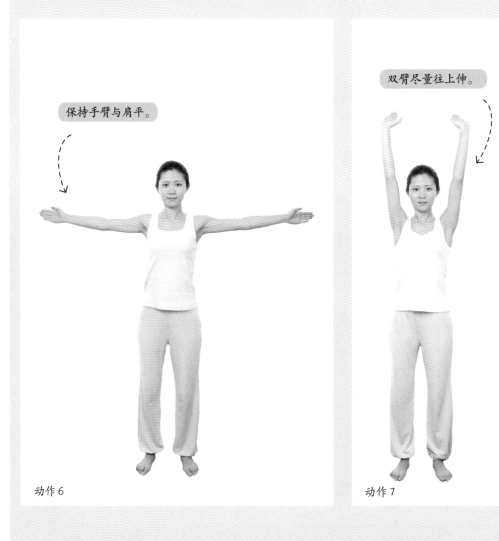

保持手臂与肩平。

双臂尽量往上伸。

动作 6

动作 7

五禽戏

五禽戏是东汉名医华佗在古代仿生导引吐纳术的基础上，根据虎、熊、鸟、鹿、猿的活动特点，结合中医脏腑、经络、气血理论编成的一套具有民族特色的仿生养生法。糖尿病患者做此运动，可使全身气血流畅，起到锻炼关节、脏腑的作用，有利于血糖的平稳控制。

虎戏

虎举：起势。两脚与肩同宽，松静站立，两臂下垂。两手收至两胯前，手掌自然展开，随即屈曲五指的第一、二指节，掌心朝下，然后从小指开始，依次卷曲握拳，呈空心拳，沿着躯干前两侧上行至肩前。两拳松开，掌心朝上，逐渐形成虎爪姿势，往头顶上方推掌，抬头看手背，然后从小指开始，依次卷曲握空心拳，下拉回到肩前，两拳松开呈现自然掌，在身前按掌向下至两胯前。

虎扑：双手环握沿身体两侧上提，至肩前时，开始向前上画弧。双手前伸，俯身向前。掌心向下，双手回收，屈膝至身体两侧，双手变环握，屈膝顶髋。展腹挺胸，右脚稍外转，重心移到右腿、屈膝。左脚跟向前点地，双手变虎爪，按至膝关节两侧，目视前下方，左脚回收与肩宽，右脚还原。双手上提，先俯身前扑，抬头向远看，松膝变环握。挺腹，挺胸，左脚微外转。右脚跟前点地，双手变虎爪，前腿膝关节弯曲，回收，起身，立正，还原。

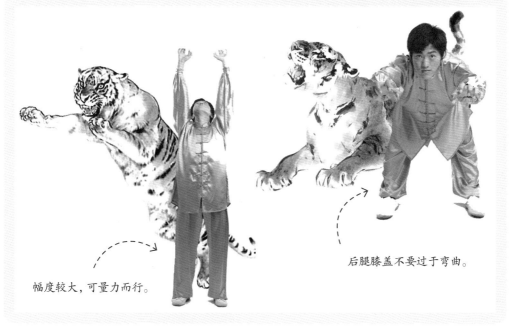

幅度较大，可量力而行。

后腿膝盖不要过于弯曲。

熊戏

熊运：双手握空拳成"熊掌"，拳眼相对于下腹部；目视双拳。以腰、腹为轴，上半身按顺时针方向摇晃，双拳随之经右肋部、上腹部、左肋部、下腹部画圆；目随身体摇晃而环视。以腰、腹为轴，上半身按逆时针方向摇晃，双拳随之经左肋部、上腹部、右肋部、下腹部画圆；目随身体摇晃而环视。上半身立起，双拳随之变掌下落，自然垂于体侧；目视前方。

熊晃：身体重心向右移，左髋随之上提，牵动左脚离地，同时左腿屈膝、抬起，双掌握空拳，再度成"熊掌"；目视左前方。身体重心前移，左脚迈向左前方，全脚踏实，脚尖朝前，右腿随之伸直，身体向右转，左臂内旋、前靠。

侯大夫小贴士

• 坚持练习五禽戏，能够让人动作灵敏，协调平衡，改善关节功能及身体素质，不仅有利于糖尿病的防治，而且对高血压、冠心病、高脂血症康复也有很好的辅助治疗作用。

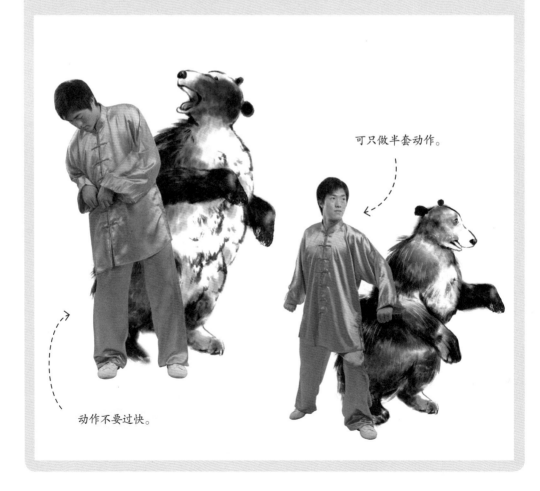

可只做半套动作。

动作不要过快。

鸟戏

鸟伸：双腿微屈下蹲，双掌于腹前相叠，左手、右手位置随个人习惯而定。双掌保持交叠向上举至头前上方，掌心向下，指尖水平向前，身体随之微微前倾，提肩、缩颈、挺腹、塌腰；目视前下方。双腿微微弯曲、下蹲，同时双掌相叠，保持水平下按至腹前；目视双手。身体重心右移，右腿蹬直，左腿伸直向后抬起，同时双掌左右分开，手掌变为"鸟翅"，并向体侧后方自然摆起，掌心向上。

鸟飞：把微屈的右腿伸直之后独立支撑身体，左膝弯下后，将左腿提起。小腿自然垂下，脚尖朝下。同时，双掌变成展翅的形状，平着从身体两侧向上方举起，高度要与肩膀持平，掌心朝下，由目视下方变为前方。将左脚落下，落在右脚的旁边，用脚尖触地，双腿微微弯曲。同时，双掌要在腹部前面相合，掌心相对，目光转向前下方。

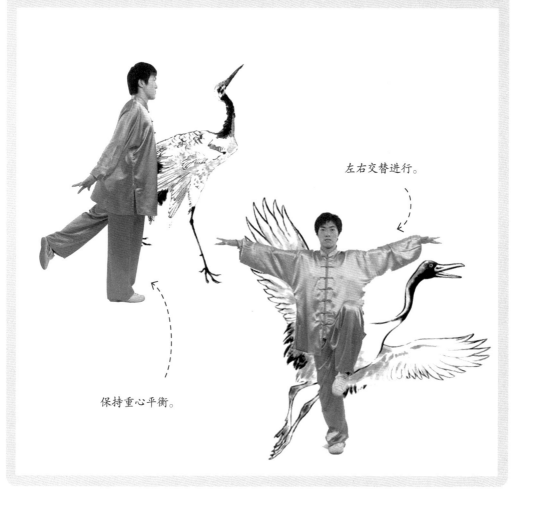

左右交替进行。

保持重心平衡。

鹿戏

鹿抵：双腿微屈，身体重心移至右腿，左脚经右脚内侧向左前方迈步，脚跟着地，同时身体右转，双手握空拳，双臂向右侧摆起，约与肩平，拳心向下。身体重心向前移，左腿屈膝，左脚尖外撇、踏实，右腿随之蹬直，同时身体左转，双掌成"鹿角"，向上、向左、向右画弧，掌心向外，指尖朝后；左臂屈肘、外展平伸，肘抵靠左腰侧，右臂举至头前；目视右脚跟。稍停，身体右转，左脚收回，开步站立，同时双手向上、向右、向下画弧，双掌握空拳下落于体前；目视前方。

鹿奔：左脚向前迈一步，屈膝，右腿随之蹬直成左弓步，同时双手握空拳向上、向前画弧至体前，向下屈腕，抬高至约与肩平，拳心向下且双臂距离约与肩同宽。身体重心后移，左膝挺直，脚着地，同时右腿屈膝，低头，收腹，弓背，双臂随之内旋，双拳背相对、前伸，拳变为鹿角。身体重心前移，上半身挺起，右腿伸直，左腿随之屈膝，成左弓步，松肩沉肘，双臂外旋，手由鹿角变为空拳，拳心向下。左脚收回，开步直立，双拳变掌，回落于体侧。

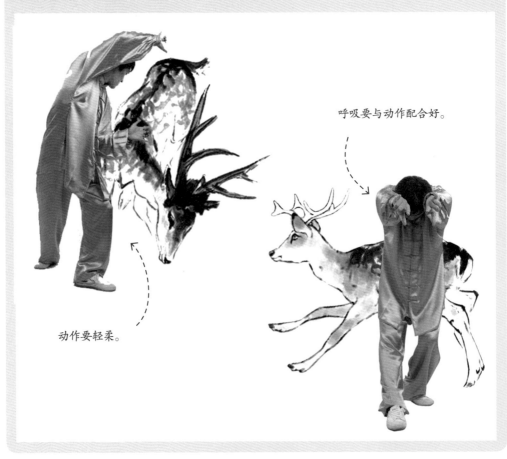

呼吸要与动作配合好。

动作要轻柔。

猿戏

猿提：双手置于体前，手指伸直分开，然后再屈腕捏拢成"猿钩"。两"猿钩"上提至胸，双肩耸起，收腹提肛，同时两脚跟提起，头向左转动；目随头动，视身体左侧。头转正，双肩下沉，松腹落肛，脚跟着地，"猿钩"掌，掌心向下；目视前方。双掌沿体前下按落于体侧；目视前方。

猿摘：左脚向左后方退一步，脚尖点地，右腿屈膝，重心随之落于右腿，同时左臂屈肘，左掌变"猿钩"收至左腰侧面，右掌向右前方摆起，掌心向下。身体重心后移，左脚踏实，屈膝下蹲，右脚收于左脚内侧，脚尖点地，成右丁步，同时右掌向下经腹前向左上方画弧至头左侧，掌心对着太阳穴；眼睛先随右掌移动，再转头注视右前上方。右掌内旋，掌心向下，顺体侧下按至左髋侧，同时身体重心稍向下；目视右手。

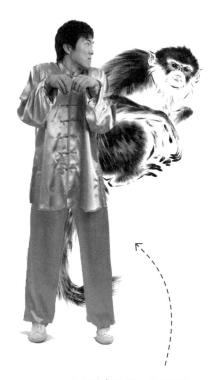

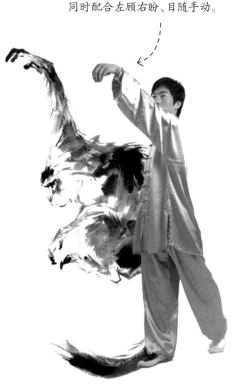

同时配合左顾右盼、目随手动。

吸气胸部扩张，呼气放松。

太极拳

太极拳具有良好的保健作用。它动作柔和，可以平衡阴阳，导气行意，疏通经络，平衡人体的代谢功能，从而促使血糖下降，对糖尿病有一定的缓解作用。糖尿病患者可以选择较舒缓、起伏小的拳种，如24式简化太极拳。糖尿病患者在打太极拳时要求意念引导动作，思想集中，内心宁静，有助于消除不良情绪对身心的影响。下面推荐24式简化太极拳里的两个招式：第19式海底针和第20式闪通臂，以供糖尿病患者自我练习。

第19式海底针

左脚向左前方迈一步，重心在左腿；右脚向前跟进半步，身体的重心移到右腿，左脚稍向前移，脚尖点地，成左虚步；同时身体微向右转，右手下落，经身体前方，向后、向上提抽至肩上耳旁，再随着身体左转的动作，由右耳旁斜向前下方插出，掌心向左，指尖斜向下方；同时，左手向前、向下划弧，落在左胯旁边，手心向下，指尖向前；眼睛要看着前下方。

侯大夫小贴士

• 下按时两手要到位，要有撑劲。太极拳虚实转换，以腰为中心，上下左右六个点来回运动，不管哪只手击人，它都不是孤立的，虚实开合都是相应的。

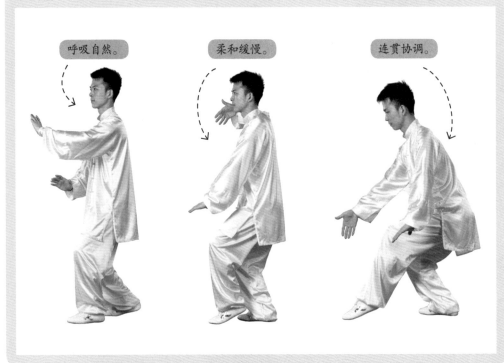

呼吸自然。

柔和缓慢。

连贯协调。

第20式闪通臂

接上式海底针，左脚脚尖朝前成虚步，右脚屈蹲。右手虎口朝上，指尖斜向下，左手掌心向下压掌。重心略微后移，左脚向前伸出，右腿保持屈蹲状态。左脚落地后变成弓步状态；左脚迈出的同时左手向前推，此时左手掌心向外，指尖朝上；右手从耳部向后拉开，向外翻掌，架掌。

侯大夫小贴士

• 完成姿势。上体自然正直，松腰、松垮；左臂不要完全伸直，背部肌肉要伸展开。推掌、举掌和弓腿动作要协调一致。

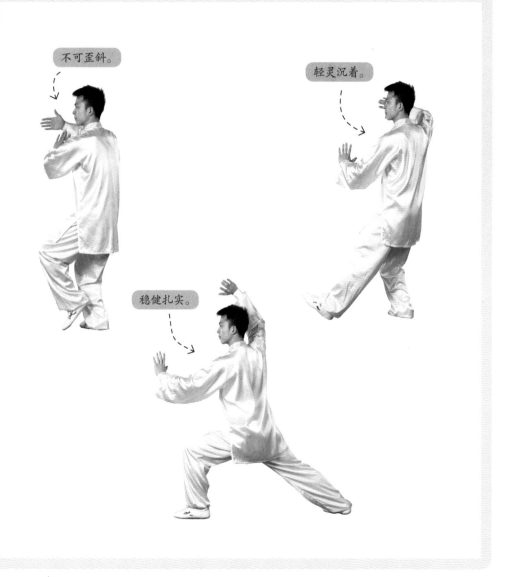

不可歪斜。

轻灵沉着。

稳健扎实。

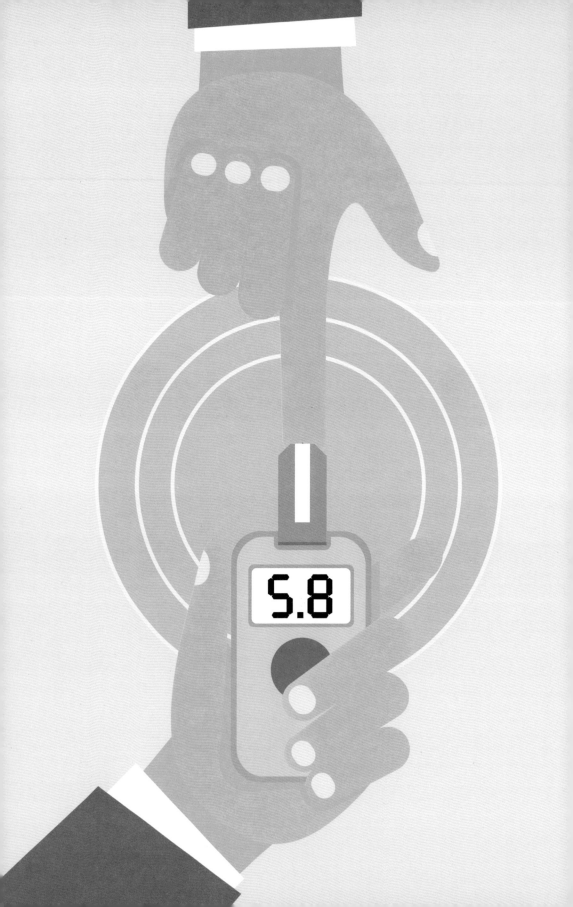

第五章

经络穴位疗法，缓解不适

经络穴位疗法在我国具有悠久的历史，一直为中医所倡导。长期的良性经穴刺激对经络可以起到很好的调整作用，有利于机体功能的调节和恢复。临床研究表明，刺激经穴可以加强脾胃经脉的气血运行，改善胰岛功能，增强机体糖代谢的能力，从而有效缓解糖尿病的症状。

刺激经络穴位，防治糖尿病

经络穴位是指导人们运用中医外治法进行保健和治疗的核心基础，是中医学的重要组成部分，几千年以来作为中医治疗疾病的重要特色之一，在糖尿病的防治过程中发挥着重要的作用。

什么是经络

经络是人体气血运行的道路，包括经脉和络脉。经和络形成一体，就像一张网，联系身体的上、下、内、外，将全身的脏腑、形体、官窍及皮毛等所有的器官组织联系在一起。这个网的主绳是"经"，网的支绳是"络"。

经脉是经络系统中的骨干，贯穿人体上下，联系着人体的内外，是运行气血的主干道。络脉则是经脉的细小分支，它纵横交错，达于全身，把人体各部分联结成统一的整体，以保持人生命活动的协调和平衡。经络畅通，则气血充足。

什么是穴位

穴位是经络气血输注出入的部位，并不是简单的皮肉筋骨，也不是孤立于体表的点，它与体内的脏腑器官有着密切的联系，通过气血输注出入来联系内外。穴位又称腧穴，腧同"输"，具有双向的含义，生理上，从内到外，脏腑气血濡养肢节；病理上，从外到内，是邪气入侵的通道；诊断上，从外到内，反映内部的疾病；治疗上，从外到内，通过外部的刺激，来治疗内部疾病。所以腧穴是疾病重要的反应点和治疗点。经络系统，主要包括十二经脉、奇经八脉、十二经别、十五络脉及其外围所连系的十二经筋和十二皮部。

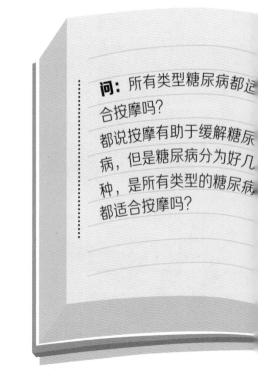

问：所有类型糖尿病都适合按摩吗？

都说按摩有助于缓解糖尿病，但是糖尿病分为好几种，是所有类型的糖尿病都适合按摩吗？

刺激经络穴位，治疗糖尿病

经络穴位疗法对糖尿病有较好的治疗作用，它不仅能降低人的血糖和尿糖，还能使胰岛素分泌量得到调整，适应证广，对糖尿病及其各种并发症有较好的调治效果。

经络穴位疗法治疗糖尿病，并非某一系统的单一结果，而是全身综合作用的集成，对糖尿病患者的治疗作用不仅表现在降低血糖水平方面，还包括对血液流变学等全身若干病理环节的重新调整作用，以及改善微循环功能，如使糖尿病患者的血液流变学的异常得到纠正。

侯大夫小贴士

经络穴位疗法适合哪类糖尿病

经络穴位疗法对轻、中型糖尿病患者效果较好；对肥胖与中等体型的非胰岛素依赖型糖尿病患者最为适合；对糖尿病伴并发症，如脑梗死、肢体疼痛、心绞痛、自主神经紊乱、皮肤瘙痒、早期膀胱病变等效果较好。

答：胰岛素依赖型糖尿病患者，不适宜经络穴位疗法；重型晚期糖尿病患者、有严重并发症者用经络穴位疗法效果也不好，需配合中西药物等其他方法治疗。

控糖、降糖常用穴位

　　糖尿病患者除了规律应用降糖药物，把血糖控制在理想范围外，也可以多按摩刺激相关穴位。按摩特定的穴位，能够起到疏通经络、行气活血、健脾和胃、补肾培元的作用，可以促进胰岛素分泌，加速糖的利用，降低人体对糖的吸收，从而辅助治疗糖尿病。

三阴交穴

　　用拇指指腹按揉三阴交穴，反复按揉2~3分钟。

功效：

- 三阴交穴位于小腿肚里侧，是肝、脾、肾三经的交会穴，按摩这一穴位能够调养肝、脾、肾这三个人体内脏，具有滋阴的功效。

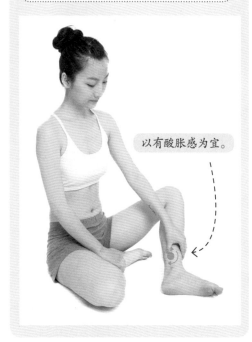

以有酸胀感为宜。

足三里穴

　　用手指指腹按揉足三里穴2~3分钟。

功效：

- 足三里穴属于足阳明胃经，有调整机体免疫能力、提高机体抗病性、健脾养胃的功效。

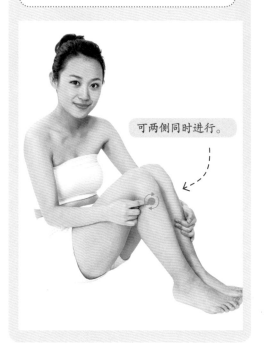

可两侧同时进行。

地机穴

用手指指腹按压地机穴 2~3 分钟。

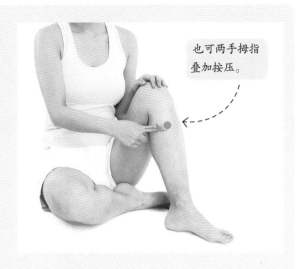

也可两手拇指叠加按压。

功效：

- 地机穴是帮助降糖的一个穴位。用按摩的方法刺激地机穴能够增强胰腺功能，促进胰腺分泌胰岛素。

然谷穴

用手指指腹按压然谷穴 2~3 分钟。

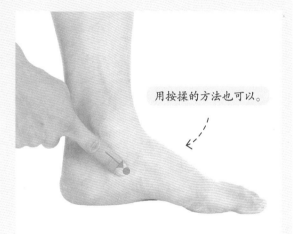

用按揉的方法也可以。

功效：

- 然谷穴能够起到降糖作用。日常可在每日洗净双足之后，用力按揉然谷穴，能达到同样的降糖效果。

足底胰腺反射区

用拇指指端按压足底胰腺反射区 3~5 分钟。

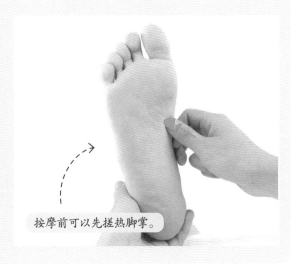

按摩前可以先搓热脚掌。

功效：

- 足底胰腺反射区具有降糖清胰的作用，可用来辅助治疗胰腺本身的疾病，如胰腺炎、消化不良和糖尿病。

曲池穴

用手指指腹按揉曲池穴 2~3 分钟，左右侧交替进行。

功效：

- 曲池穴就像一个池子，池子中盛的不是水，而是满满的阳气，具有降低血压的作用。糖尿病合并高血压患者可以通过按摩曲池穴来辅助降低血压。

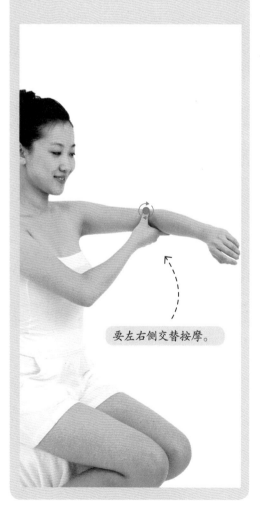

要左右侧交替按摩。

手部胰反射区

用拇指由上向下推按手部胰反射区 10~20 次，以产生酸痛感为度。

功效：

- 经常按摩手部胰反射区，可以促使胰腺功能慢慢复苏，对于控制血糖有很好的作用。长期坚持，可以帮助糖尿病患者预防并发症。

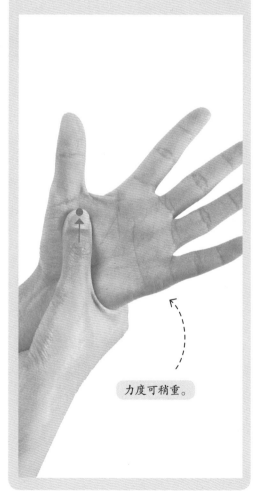

力度可稍重。

耳部内分泌反射区

用手指指尖或按摩棒按压耳部内分泌反射区 1~2 分钟。

功效：

- 刺激耳部内分泌反射区可以调节糖尿病患者的内分泌功能。另外，按摩时注意先把双手清洗干净，若耳朵有伤口，则禁止按摩。

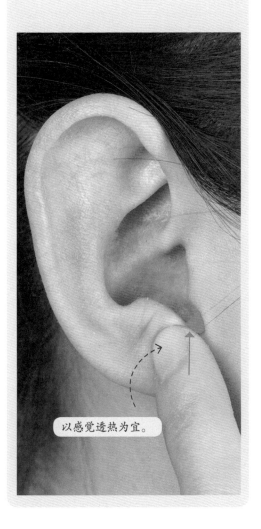

以感觉透热为宜。

耳部胰胆反射区

用手指指尖或按摩棒按压耳部胰胆反射区 1~2 分钟。

功效：

- 按摩耳部胰胆反射区能益气活血，补肾通络，平衡身体脏腑功能，促进胰岛素分泌，辅助治疗糖尿病。

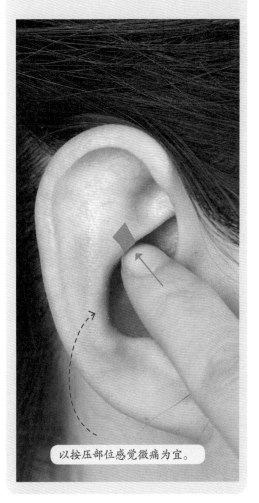

以按压部位感觉微痛为宜。

肝俞穴

用手指指腹按揉背部肝俞穴 2~3 分钟。

功效：

• 刺激肝俞穴可使胆道压力降低，解除括约肌痉挛，对血糖有调节作用。

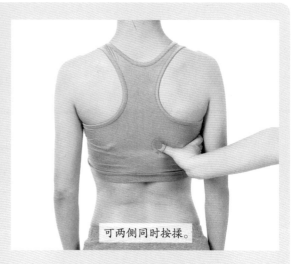

可两侧同时按揉。

脾俞穴

用手指指腹按揉脾俞穴 2~3 分钟。

功效：

• 按揉脾俞穴有益气健脾、运化脾脏、促进消化吸收、减少血液中血糖数值的作用，长期坚持按摩，还可以调节胃肠疾病。

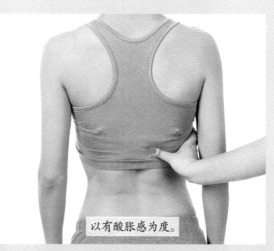

以有酸胀感为度。

三焦俞穴

用手指指腹按揉三焦俞穴 2~3 分钟。

功效：

• 三焦俞穴作为三焦之气传输于膀胱经的穴位，对人体机能具有重要的调节作用，尤其对于治疗糖尿病具有很好的效果。

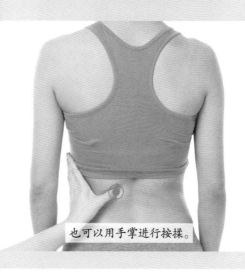

也可以用手掌进行按揉。

神阙穴

将手掌搓热，用手掌按揉神阙穴 2~3 分钟。

功效：

- 按揉神阙穴可以调理肠胃与脏腑，改善体质，缓解糖尿病症状。注意女性月经期间不宜按摩。

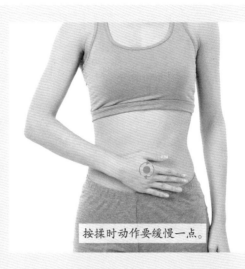

按揉时动作要缓慢一点。

中脘穴

用手指指腹按揉中脘穴 2~3 分钟。

功效：

- 按摩中脘穴可增强人体呼吸、心血管、消化、泌尿等系统的功能，并有减肥功效，适合糖尿病伴随肥胖人群。

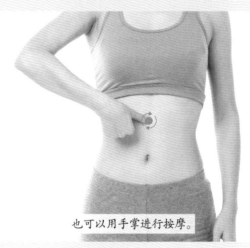

也可以用手掌进行按摩。

三焦经

用右侧手掌从左侧肩膀开始，沿着胳膊外侧三焦经行走线路往下拍打，直到手腕，然后再拍打右侧手臂。

功效：

- 长期坚持拍打三焦经可以调节内脏功能，特别是胰腺功能。

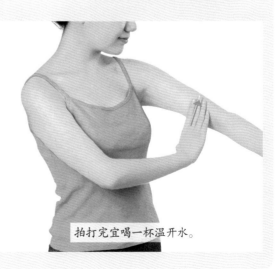

拍打完宜喝一杯温开水。

对症治疗加减穴位

糖尿病属于中医消渴的范畴。消渴是以多饮、多食、多尿、身体消瘦为特征的一种疾病。可在进行基础穴位治疗时，根据症状做相应的穴位加减。按摩可以增加胰岛素的分泌，调节人体糖代谢，改善微循环，降低人体对糖分的吸收，从而达到降糖效果。

多饮、烦渴、口干

用手指指腹分别按揉肺俞穴、意舍穴，点按承浆穴，各2~3分钟。

功效：

• 糖尿病患者多饮的原因是血糖升高引起尿糖增多，体内带出去的水分增多，即排尿增多。排尿增多之后引起人体相应的缺水，同时血糖升高，也会引起体内的渗透压升高，产生口渴，所以就造成喝水多的现象。

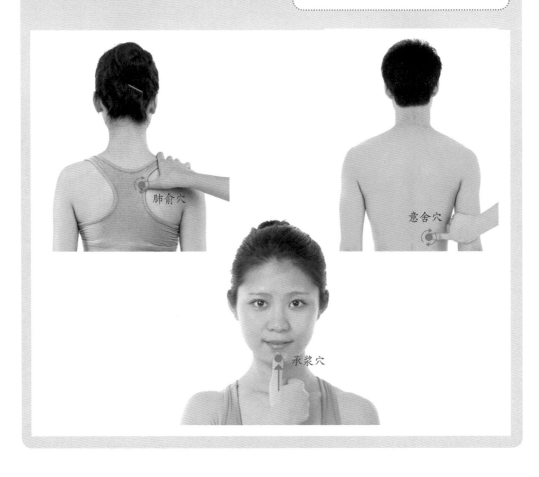

多食、易饥饿

　　用手指指腹分别按揉胃俞穴、丰隆穴各 2~3 分钟。

功效：

- 糖尿病患者多食的主要原因是大量尿糖丢失，机体处于半饥饿状态，能量缺乏需要补充，引起食欲亢进，食量增加。

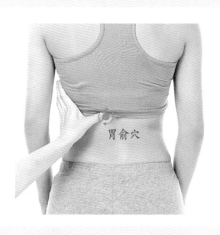

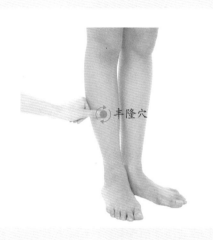

多尿

　　用手指指腹分别按揉肾俞穴、关元穴、复溜穴各 2~3 分钟。

功效：

- 糖尿病患者多尿是因为血糖升高，过多的糖不能进入到细胞内利用，只能从尿液中排出，尿中葡萄糖导致渗透压的增高，肾小管对水的重吸收减少，就出现多尿症状。

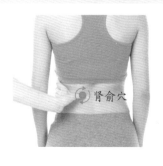

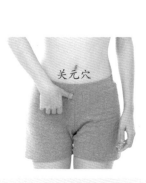

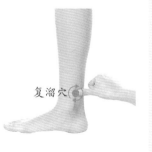

防治常见并发症穴位

对于有血糖升高征兆的人，按摩能有效控制病情，防止或延缓血糖升高；而对于已经患病的人，按摩可起到辅助治疗作用。另外，糖尿病容易伴发并发症，通过按摩可以起到改善作用。

心、脑血管损伤

用手指指腹分别按揉极泉穴、内关穴,点按百会穴、风池穴,各2~3分钟。

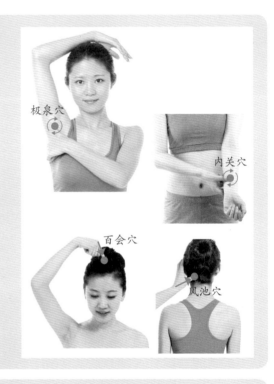

功效:

- 风池穴处为风气易袭之处，经常刺激该穴具有解除对局部血管的压迫和刺激，扩张椎基底动脉的作用，还有增加脑血流量，使血管弹性增强，血液阻力减少的功效，对于糖尿病的脑供血不足具有预防和治疗作用。百会穴既是长寿穴又是保健穴，此穴经过按摩，可调节心、脑血管系统功能，是治疗多种疾病的常用穴位。刺激极泉穴、内关穴对于预防糖尿病脑血管疾病、脑供血不足也有很好的保健作用。

肾损害

用手指指腹分别按揉命门穴、太溪穴各2~3分钟。

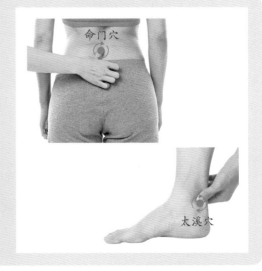

功效:

- 按揉命门穴，有强肾固本、温肾壮阳等作用，可缓解糖尿病常见的腰膝酸软、尿频等症状。按揉太溪穴，可生津滋阴、清热润燥，辅助治疗糖尿病。

视网膜病变

用手指指腹分别按揉攒竹穴、睛明穴各 2~3 分钟。

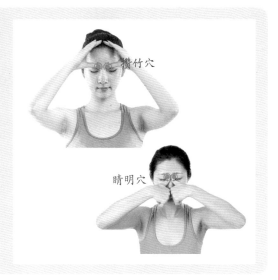

功效：

- 每天坚持按摩睛明穴和攒竹穴 2 分钟，可以明显地缓解眼部疲劳，有助于防治糖尿病眼部病变。睛明穴和攒竹穴具有祛风清热、活络明目的作用，经常按摩对糖尿病合并眼病的防治有辅助作用。

神经损害

用手指指腹分别按揉阳陵泉穴、阴陵泉穴各 2~3 分钟。

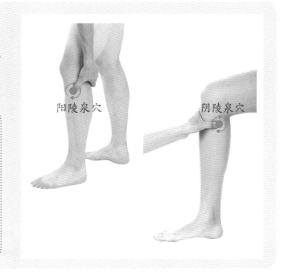

功效：

- 阳陵泉穴，为筋之会穴，它有舒筋脉、清胆热、祛腿膝风邪、疏经络湿滞之功，主治膝关节痛、坐骨神经痛等。刺激阴陵泉穴对中枢神经系统功能有一定影响。

足病变

用手指指腹按压涌泉穴 2~3 分钟。

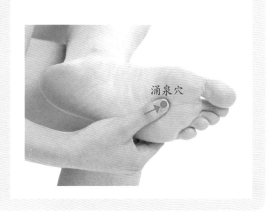

功效：

- 足病变为糖尿病的常见并发症，主要与下肢远端尤其是足部的血液供应障碍和神经末梢病变相关。按摩双足涌泉穴可以改善足部及下肢的供血。

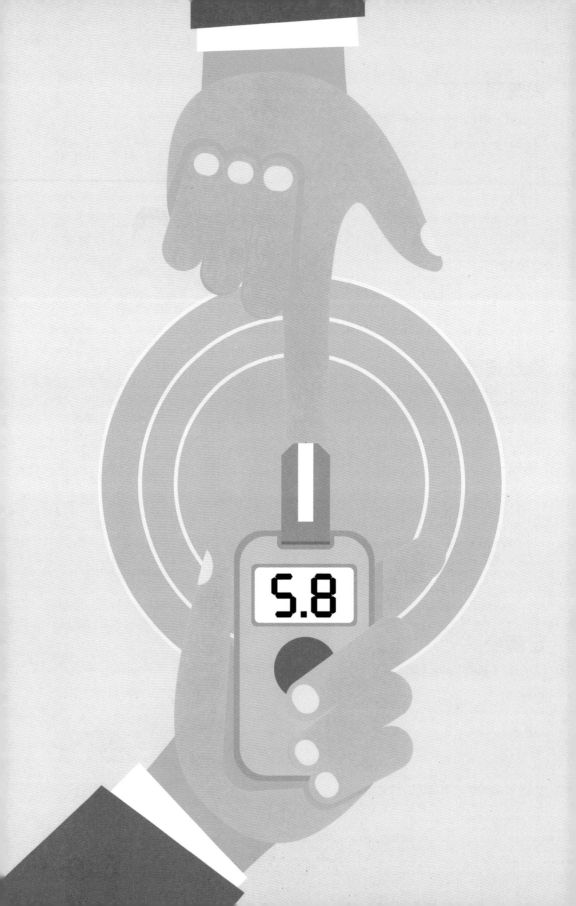

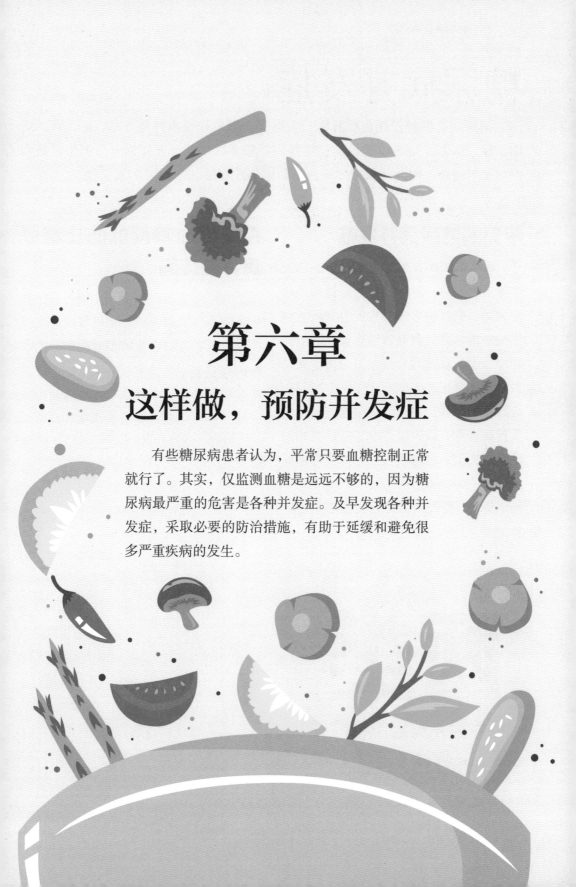

第六章

这样做，预防并发症

　　有些糖尿病患者认为，平常只要血糖控制正常就行了。其实，仅监测血糖是远远不够的，因为糖尿病最严重的危害是各种并发症。及早发现各种并发症，采取必要的防治措施，有助于延缓和避免很多严重疾病的发生。

糖尿病并发症

糖尿病会引起长期血糖升高，大血管、微血管受损并危及心、脑、肾、周围神经、眼睛、足等，是目前已知并发症较多的疾病。并发症一旦产生，药物治疗很难逆转，因此强调应尽早预防糖尿病并发症。

常见的糖尿病并发症

根据糖尿病并发症发病的急缓以及病理上的差异，可将其分为急性和慢性两大类。糖尿病急性并发症有糖尿病酮症酸中毒、高血糖高渗综合征、乳酸性酸中毒等，其发病原因主要是由于胰岛素活性重度缺乏及升糖激素不适当升高，导致血糖过高，而引起糖、脂肪和蛋白质代谢紊乱，以致机体水、电解质和酸碱平衡失调。糖尿病慢性并发症有糖尿病肾病、糖尿病眼部并发症、糖尿病足、糖尿病性心血管病、糖尿病性脑血管病、糖尿病周围神经病变等。

两类

糖尿病并发症：**急性**并发症和**慢性**并发症。

控制好血糖就能防止糖尿病并发症吗

糖尿病患者严格控制血糖，可以有效地减少或延缓眼睛和肾脏等微血管并发症，但不能有效地减少威胁生命的心脏病和脑卒中等大血管并发症。因此，糖尿病患者除了要严格平稳地控制血糖以外，还要定期常规检查眼底、血脂、肝肾功能和心脑血管系统等，以便早发现，早治疗。

问： 糖尿病并发症来临前有哪些预兆？

刚刚确诊了糖尿病，听说糖尿病不可怕，糖尿病并发症才可怕，我想问问，糖尿病的并发症来临前有没有一些特殊表现？

遗传差异导致并发症发生概率不同

　　2型糖尿病的发病机制复杂，至今仍未完全研究清楚。科学家们发现，有着相同的血糖背景及相关发病时间的糖尿病患者，并发症发生的概率也是完全不同的。这可能是由个体的遗传差异造成的。但是，控制血糖可以减少并发症发生的概率，这一点是毫无疑问的。

侯大夫小贴士

并发症可能潜伏已久，但自己并不知道

　　1型糖尿病患者发病比较急骤，可以明确患病时间，而2型糖尿病患者大多数不知道自己患糖尿病多久了，有些是由于并发症发病入院才发现糖尿病的，而那些意外检查出糖尿病的患者，可能已患病数十年之久，并发症早已出现。因此，在糖尿病诊断初期，医生都会做一个全面的检查，以便尽早发现并发症，及早干预。

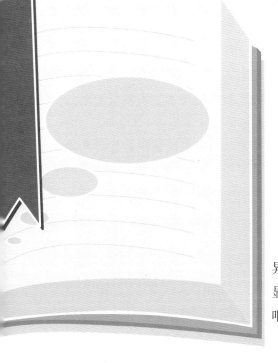

　　答：确诊为糖尿病后，当身体出汗异常、视力越来越模糊、口干越来越明显、有手麻脚麻的感觉，甚至会头痛、呕吐时，就要警惕并发症的发生了。

糖尿病急性并发症

糖尿病急性并发症是指由于短时间内胰岛素缺乏、严重感染、降糖药使用不当，血糖过高或过低出现急性代谢紊乱，包括低血糖症、糖尿病酮症酸中毒、高血糖高渗综合征、糖尿病乳酸性酸中毒等。

糖尿病急性并发症有哪些

糖尿病低血糖症：降血糖药物使用剂量过大、过度限制饮食、运动量突然加大、酗酒等导致药物、运动、饮食三方面失衡，从而使血糖在短时间内迅速下降，身体无法适应而出现饥饿、心慌、心悸、无力、出冷汗等现象，被称为糖尿病低血糖症。预防糖尿病低血糖症应按时按量进餐，不要为了限制饮食而漏掉某一餐。如果吃饭延迟，可以先吃点饼干、水果之类的食物补充一下。最好不要饮酒，更不要空腹喝酒。外出时，随身带些零食，以备不时之需。

糖尿病酮症酸中毒：糖尿病酮症酸中毒是由于体内缺乏胰岛素而引起糖和脂肪的代谢紊乱，以高血糖、高酮血症、酮尿、代谢性酸中毒为主要表现的临床综合征，它是糖尿病的一种急性并发症。养成合理饮食和运动的习惯，进餐定时定量，戒烟戒酒，避免暴饮暴食、过度劳累。当出现食欲缺乏时，应重视起来。

高血糖高渗综合征：由于患者本身胰岛素分泌不足，再加上诸如手术之类的应激因素或者药物刺激，或者不知道患糖尿病而摄入过多糖等，都会致使血糖升高，体内丢失大量水分。因为水分得不到及时补充，促使血糖、血钠及血浆渗透压进一步升高，从而造成恶性循环，导致严重脱水，出现意识模糊，就发生了高渗状态。当"三多一少"症状加重时，要给予充分重视，及时发现和治疗糖尿病。如果属于易感人群，就要对糖尿病保持高度警惕性。合理安排饮食、运动、休息。一定不要限制饮水，以免造成脱水。

糖尿病乳酸性酸中毒：各种原因引起组织缺氧，乳酸生成过多、氧化不及时，或肝脏疾病等都能致使乳酸不能被充分利用，使乳酸在血液中堆积至大于5毫摩尔/升，血酸碱度小于7.35，即可形成乳酸性酸中毒。正常情况下，血液中乳酸的浓度不超过1.8毫摩尔/升。有此并发症的患者应慎用双胍类药物。有肝肾损伤、心肺功能不全的糖尿病患者，禁用双胍类药物。

糖尿病慢性并发症

常见的给糖尿病患者身心造成巨大痛苦的慢性并发症有以下几种。

糖尿病性心脑血管病：糖尿病患者常常伴有高血脂、高血压、血管粥样硬化。糖尿病性心脏病通常是指糖尿病患者并发或伴发的冠状动脉粥样硬化性心脏病、糖尿病性心肌病，以及微血管病变、自主神经功能紊乱所致的心律及心功能失常。

感染：糖尿病患者的高血糖状态有利于细菌在体内生长繁殖，同时高血糖状态也抑制了白细胞吞噬细菌的能力，使患者的抗感染能力下降。常见的有泌尿道感染、呼吸道感染、皮肤感染等。

糖尿病肾病：也称糖尿病肾小球硬化症，是糖尿病常见而难治的微血管并发症。

糖尿病慢性并发症有哪些

心脏病变：糖尿病患者发生冠心病的机率是非糖尿病患者的2~3倍，常见的有心脏扩大、心力衰竭、心律失常、心绞痛、心肌梗死等。

神经病变：在高血糖状态下，神经细胞、神经纤维易产生病变。临床表现为四肢自发性疼痛、麻木感、感觉减退。个别患者出现局部肌无力、肌萎缩。

眼部病变：糖尿病病程超过10年，大部分患者会合并不同程度的视网膜病变。常见的眼部病变有虹膜炎、青光眼、白内障等。

糖尿病足：糖尿病患者因末梢神经病变，下肢供血不足及细菌感染引起足部疼痛、溃疡、肢端坏疽等病变，统称为糖尿病足。

并发症的危险信号

糖尿病并发症分急性并发症和慢性并发症两种。在每种并发症到来之前，一般都会有一些早期信号。我们必须对身体的这些危险信号足够重视，尽快到医院检查，及早对症治疗。

视物模糊或变形：可能有视网膜病变或白内障。 视物变红：突然出现看东西发红，提示有眼底出血。

极度口渴：糖尿病急性并发症的典型症状，提示血糖明显升高。

心悸、胸闷、心前区不适：提示有心血管并发症。

皮肤水疱：手足及腰腹部皮肤起水疱，可能与高血糖引起的血液渗透压升高及毛细血管通透性增加有关。

便秘或腹泻：糖尿病患者常伴有腹泻或便秘，或二者交替出现，在排除药物因素外应考虑糖尿病神经病变所致的胃肠功能紊乱。

肢端肤色改变：双足苍白、发凉，进一步发展则皮肤呈暗紫色，提示可能有血管病变，是足部发生肢端坏疽的信号。

疲乏无力：糖尿病低血糖和非酮症性高渗综合征的早期症状。

血压明显升高：约50%的糖尿病患者合并有高血压，当血压明显升高时提示肾功能不佳或心、脑血管意外概率大增。

性功能减退、阳痿：可能有自主神经受损或微血管病变。

肢端麻木：对称性手足刺痛、麻木，感觉迟钝或丧失，提示有糖尿病神经病变。

不自主出汗或无汗：正常状态下出汗过多或过少，也可表现为出汗区域异常，提示自主神经功能受损。

预防并发症要做哪些检查

糖尿病患者除了要严格平稳地控制血糖以外，还要定期常规检查眼底、血脂、肝肾功能和心脑血管系统等，以便及早发现糖尿病的并发症，采取相应对策。

检查	项目	并发症
全身皮肤及神经系统	首先，观察全身皮肤是否完整，有无溃烂，有无色素沉着。其次，要求医生做四肢（尤其足部）腱反射、痛觉、温度觉、音叉振动觉或尼龙丝触觉是否正常	神经病变
血压	建议达标值为 130/80 毫米汞柱	高血压
糖化血红蛋白	反映采血前 2~3 个月的平均血糖水平，是有效、可靠地反映血糖控制好坏的指标	高血糖
血脂	总胆固醇低于 5.20 毫摩尔 / 升，高密度脂蛋白胆固醇低于 1.04 毫摩尔 / 升，低密度脂蛋白胆固醇低于 3.40 毫摩尔 / 升，三酰甘油低于 1.76 毫摩尔 / 升	高血脂
心脑	标准 12 导联心电图、电子计算机断层扫描（CT）等	心脑血管病
肾功能	尿常规、尿蛋白定量、尿素氮（BUN）/ 肌酐	肾病
眼睛	视力和眼底，如果对眼底病变有可疑之处，或有增殖前期、增殖期视网膜病变者，遵医嘱做进一步检查	眼病
足部	检查足背动脉、胫后动脉搏动情况和缺血表现，皮肤色泽，是否溃疡、真菌感染等	糖尿病足

如何预防各种糖尿病并发症

预防高血压

糖尿病合并高血压，使心血管疾病、脑卒中、肾病及视网膜病变等糖尿病慢性并发症的发生风险明显增加。反之，控制高血压，可显著降低糖尿病并发症发生和发展的风险。预防糖尿病并发高血压，合理膳食十分重要。控制体重，摄入充足的钙和维生素 C，多吃富含钾的食物，每日盐摄入量不超过 5 克，尽量戒酒，对调节控制血压有好处。

预防冠心病

糖尿病患者心血管疾病的发生率明显高于非糖尿病患者，发展较快，且以女性为多。糖尿病并发冠心病与饮食营养有直接或间接关系，合理的膳食，是预防该病的重要措施之一。饮食的基本原则包括合理控制热量，保持理想体重，适当增加膳食纤维摄入，保证必需的矿物质及微量元素供给，提供丰富的维生素等，能有效预防冠心病并发症的产生。

预防肾病

糖尿病引起的肾脏病变是糖尿病的严重并发症之一，也是造成糖尿病患者死亡的重要原因之一。糖尿病并发肾病患者在选择食物时，应选择有利于减轻肾脏负担及消除或减轻临床症状的食物。食谱的制订主要根据蛋白尿的程度及氮质血症的情况而定，无论蛋白质供应数量多少，均应充分注意优质蛋白质的供给。

预防脑血管病

糖尿病并发脑血管病的发病率比非糖尿病患者高，临床上并发脑血栓比脑出血更为多见，并且可反复出现小卒中，或者完全无卒中发作而表现为假性球麻痹①。该病严重威胁着患者的生命安全，是糖尿病患者致死、致残的主要原因之一。饮食提倡"早吃好、中吃饱、晚吃少"的原则，每餐进食宜缓慢，以七成饱为宜。多吃蔬菜，少吃动物脂肪，提倡高蛋白饮食。

预防高脂血症

糖尿病所致的脂质代谢异常，对动脉粥样硬化的发生及发展有重要影响。糖尿病并发高脂血症的危险性甚至超过高血压、胰岛素抵抗、腹型肥胖等，膳食控制及合理调配是预防该症的重要措施之一。通过限制胆固醇和动物性脂肪摄入，增加膳食纤维摄入量，适当食用一些具有降血脂、降胆固醇的食物，可起到预防作用。

注①：球麻痹即延髓麻痹。病变在桥脑或桥脑以上部位，造成延脑内运动神经核失去上部之神经支配，而出现的延髓麻痹，称为假性球麻痹。

预防骨质疏松

人到了一定的年纪，体内的钙就会流失，造成骨质疏松，尤其是糖尿病患者。糖尿病不断发展，长时间的高血糖会影响钙质的吸收，局部的骨骼组织结构被破坏，骨质疏松症就容易出现，所以糖尿病患者应该注意积极预防。

积极治疗糖尿病。糖尿病患者血糖控制得越好，患骨质疏松的概率越小，程度越轻。因此，积极而有效地控制糖尿病，是防治骨质疏松的关键。

少饮咖啡或浓茶。咖啡和浓茶均能促使尿钙排泄增加、骨钙溶出，进而发生骨质疏松症。

防治糖尿病患者骨质疏松的措施

积极适度运动。进行慢跑、步行、爬楼梯、打太极拳及其他的体育锻炼，有助于强化骨骼，提高骨密度，减少骨质疏松，防止骨折。此外，老年人在日常生活中还要特别注意防止跌倒。

食物补钙。患者每日钙摄入量不少于1000毫克。有效的补钙食品是奶类及奶制品，这类食品含有丰富的维生素D，可以促进钙的吸收和利用。患者还应接受足量的阳光照射，以获取足够的维生素D，促进钙的吸收。

谨防神经病变

糖尿病神经病变是糖尿病比较常见的一种慢性并发症，它的发病率非常高，几乎可以累及全身的任何神经。所以日常生活中一定要注意糖尿病神经病变的信号，也要做好对糖尿病神经病变的预防。

严格控制血糖。高血糖仍是导致糖尿病神经病变的主要原因，因此，控制血糖是首要措施。

改善血液循环。血管缺血缺氧是导致糖尿病神经病变的一个主要原因。扩张血管可以改善血液循环，增加神经细胞的供血和供氧，保护神经组织。

食用对神经有好处的食物。B族维生素对神经就很有好处。富含这些营养素的食物包括未精制的谷物类食物、肉类、动物肝脏等。

防治糖尿病患者神经病变的方法

戒烟戒酒。烟和酒都是刺激神经的物质，糖尿病合并神经病变的患者要戒烟戒酒。

中医中药。糖尿病周围神经病变因为发病原因不明确，因此临床上治疗手段有限，中医中药对该病的治疗积累了一些经验，有部分中药可能对治疗神经病变有帮助。

运动习惯要养成。糖尿病患者要根据自己的年龄、体型、性别等选择适合自己的运动，要循序渐进，不要刚开始就做高强度的运动，否则会使身体受伤，反而会对身体健康不利。

预防糖尿病足

糖尿病足治疗时间长，花费较多，严重时甚至需要截肢。糖尿病患者的截肢率非常高，而糖尿病足截肢又居截肢病因首位。但是，在糖尿病足发生之前，可以通过良好的保护措施来防患于未然。

预防足部感染。如果出现伤口或者溃烂，应尽快治疗，及时处理。

改善下肢血液循环。控制好血压、血脂对改善血液循环有重要的意义。患者还可以使用活血化瘀的药物进行治疗。

每天检查脚部和脚趾缝。寻找有没有出现肿胀、发红、皮肤破裂和感觉冰凉或发热的区域。

预防糖尿病足的方法

为双脚选合适的袜子和鞋子。要选择保暖、吸汗的纯棉袜子，而且袜子不能太紧，应合脚，以免妨碍脚部的血液循环。选择透气性好的鞋子，减少足部出汗，降低感染的危险性。鞋子要结实、松软，避免因夹脚而影响血液循环。如果穿新鞋子易磨脚，就先在易出现摩擦的部位垫一点棉花，避免摩擦使皮肤破裂。

保持足部的清洁和干燥。每天用 30~40℃温水清洗双脚，再用柔软的干毛巾擦干双脚。

戒烟。抽烟会减少足部的血液供应，并延缓足部伤口的愈合。

勤剪趾甲。勤修脚趾甲可以避免脚趾甲长入肉中，损伤皮肤。

保暖。在冬天，尤其要注意双脚保暖，促进脚部的血液循环。